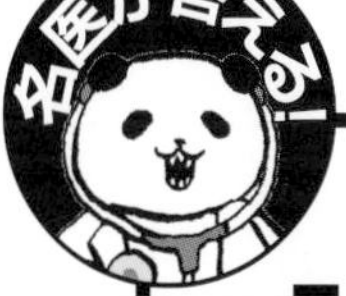

大腸がん 治療大全

東京都立大久保病院副院長
高橋慶一　監修

講談社

はじめに

「大腸がん」と診断されると、大腸の一部を切りとることになり、治療後は食事やトイレに大きな影響が出ると感じる人が多いのではないでしょうか。なかには、人工肛門になることをイメージして、不安を抱く人もいるかもしれません。

確かに、大腸がんの治療では、手術後の生活がどのように変化するのかを、事前に知っておくことが大切です。手術直後から数ヵ月間は排便に変化が起こります。下痢《げり》しやすくなったり、頻便《ひんべん》といって、日に何度も便が出ることがあります。そのため、食事で消化のよくない食品の摂取をひかえるなど、多少の注意が必要です。

ただし、そういった生活上の注意が必要なのは一定期間です。手術から半年もすれば、たいていのことは落ち着き、生活に制限がかかることはほとんどなくなります。がんといっしょに直腸を大部分切りとり、人工肛門をつくった人も、基本的には同じです。手術のあと、人工肛門のケアに慣れるまでは食事や入浴、運動などに注意が必要ですが、やはり半年もすれば、生活は落ち着いてきます。

以前とまったく同じ生活ではないとしても、きびしい制限がかかるわけではありません。ストレスの少ない、快適な生活を送ることは十分にできます。

大腸がんは、けっして悲観的な病気ではないと私は思っています。実際、私が診察している患者さんたちには、明るく前向きにすごしている人が大勢います。

本書は健康ライブラリー イラスト版『大腸がん 治療法と手術後の生活がわかる本』をQ＆Aの形に再編集し、まとめ直したものです。新しく登場した治療法など、最新の情報も盛り込んでいます。とくに大腸がん治療後の生活をしっかりと説明し、患者さんが不安をもたずに治療にのぞめるように工夫しています。どこからお読みいただいてもけっこうです。ご関心のある項目から読み進めてください。

患者さんたちが安心し、納得して治療を受け、療養生活を送っていけるよう、心から願っています。

東京都立大久保病院副院長
髙橋 慶一

名医が答える！　大腸がん　治療大全　もくじ

はじめに……1
チェックテスト　大腸がんになると人生はどう変わる？……10

1　がんの状態を知る

ストーリー1　血便をきっかけに大腸がんを見つけた……16
Q1　大腸がんには、どのような種類がありますか？……20
Q2　大腸がんの危険因子は何ですか？……22
Q3　ポリープがあると、がんになりやすいですか？……24
Q4　大腸がんの有無や進行度は、どのような検査でわかりますか？……26
Q5　内視鏡検査は痛いですか？……28

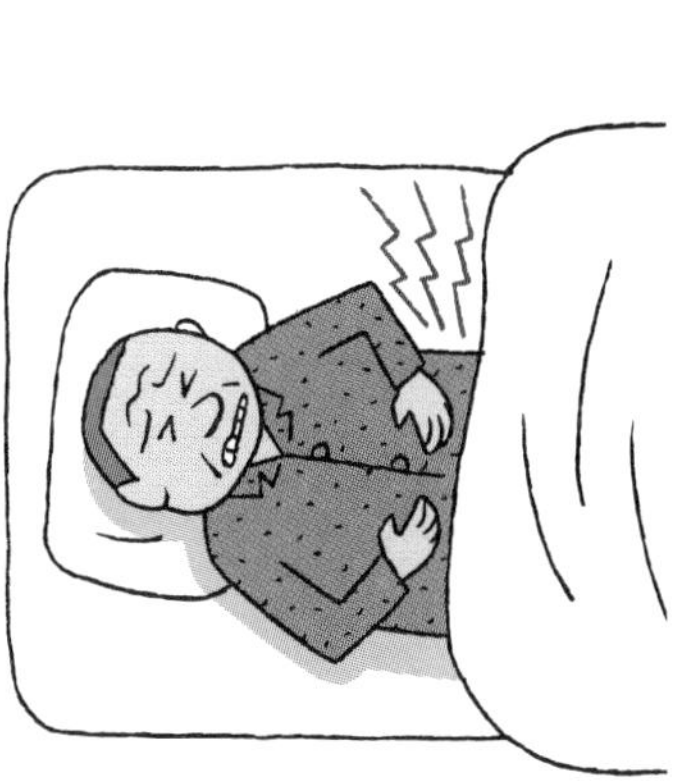

Q6 がんの進行度とは何ですか？……29
Q7 大腸がんの進行度は、どのように決まりますか？……30
Q8 進行度別の治療方針を教えてください……34
Q9 医師に確認すべきポイントは何ですか？……36

2 治療法を選ぶ

Q10 大腸がんの標準治療を教えてください……38
Q11 結腸がんの手術方法を教えてください……40
Q12 直腸がんの手術方法を教えてください……42
Q13 直腸がんで肛門機能を温存する最新の方法を教えてください……44
Q14 腹腔鏡手術について教えてください……46
Q15 ロボット支援下手術とは何ですか？……49

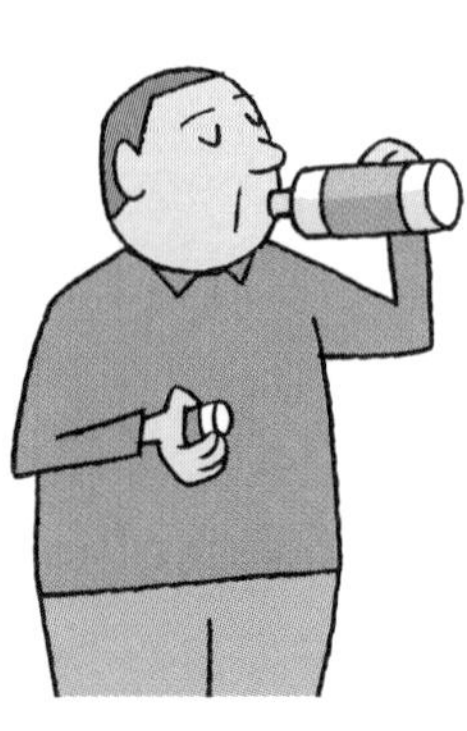

Q16 広範囲のがんを切除する方法はありますか？……50
Q17 内視鏡治療の方法を教えてください……51
Q18 薬物療法と放射線療法について教えてください……54
Q19 重粒子線治療は受けられますか？……56
Q20 大腸ステントとはどのような治療法ですか？……57
ストーリー2 セカンドオピニオンをとることにした……58
Q21 治療法を選ぶときのポイントを教えてください……62
Q22 肛門を切除したら、人工肛門はどこにつくりますか？……64
Q23 直腸がんで肛門機能を残すか悩みます……65
Q24 診断後、すぐに治療法を決めなければいけないのですか？……66
Q25 セカンドオピニオンをとるときのポイントを教えてください……67
Q26 セカンドオピニオンをとりたいと言い出しにくいのですが……69
Q27 入院スケジュールを教えてください……70
Q28 退院前に確認すべきことは何ですか？……72
Q29 医療費の補助は受けられますか？……74

3 トイレの変化に対応する

Q30 手術後、排便にはどのような影響が現れますか？……76
Q31 排便の影響は、どれくらい続きますか？……78
Q32 退院後も下痢が続くのですが……80
Q33 下痢のときは、水分をとりすぎないほうがよいですか？……82
Q34 便秘になったら、どう対処すればよいですか？……84
Q35 腸閉塞のサインを教えてください……86
Q36 治療後に排便異常が続いて気分が落ち込みます……88
ストーリー3 肛門機能が温存できたが、あえて人工肛門に……90
Q37 人工肛門の特徴を教えてください……94
Q38 人工肛門の装具のしくみや交換方法を教えてください……96
Q39 人工肛門の便の処理方法を教えてください……100
Q40 外出先で人工肛門の便を処理する場所はありますか？……102

Q41 人工肛門があっても銭湯や温泉に入れますか？……104
Q42 人工肛門のトラブルに気づくポイントはありますか？……106
Q43 人工肛門周辺のかゆみや湿疹はどうすればよいですか？……108
Q44 人工肛門をもつ人、オストメイトの話が聞きたいのですが……110

4 日常生活のすごしかた

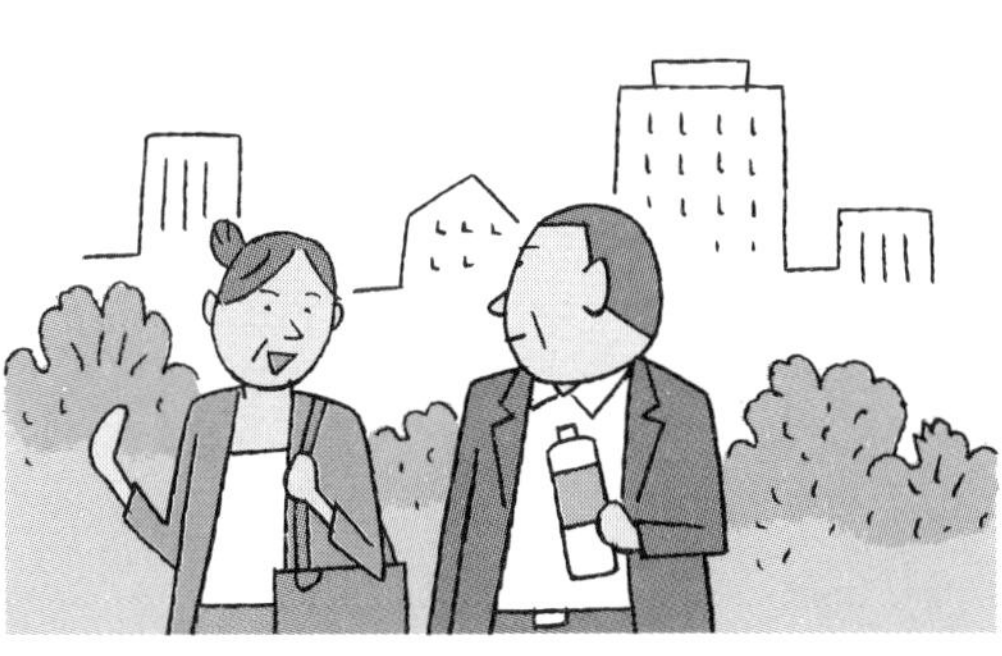

ストーリー4 大腸をいたわり、運動や旅行も楽しむ……112
Q45 退院後はふつうの食事がとれますか？……116
Q46 術後は食べかたに注意が必要ですか？……119

Q47 おならや便のにおいは食べ物で改善しますか？……120
Q48 手術の傷跡に服が触れないか心配です……122
Q49 入浴中に便意が起こりそうで不安です……124
Q50 手術で低下した体力は、いつ回復しますか？……126
Q51 手術後、どのくらいで職場復帰ができますか？……129
Q52 手術後、どのくらいから旅行ができますか？……131
Q53 仕事を続けながら治療することはできますか？……134
Q54 療養で利用できる公的なサービスはありますか？……136
Q55 家族には何ができますか？……138
Q56 家族が悩みを相談できるところはありますか？……140

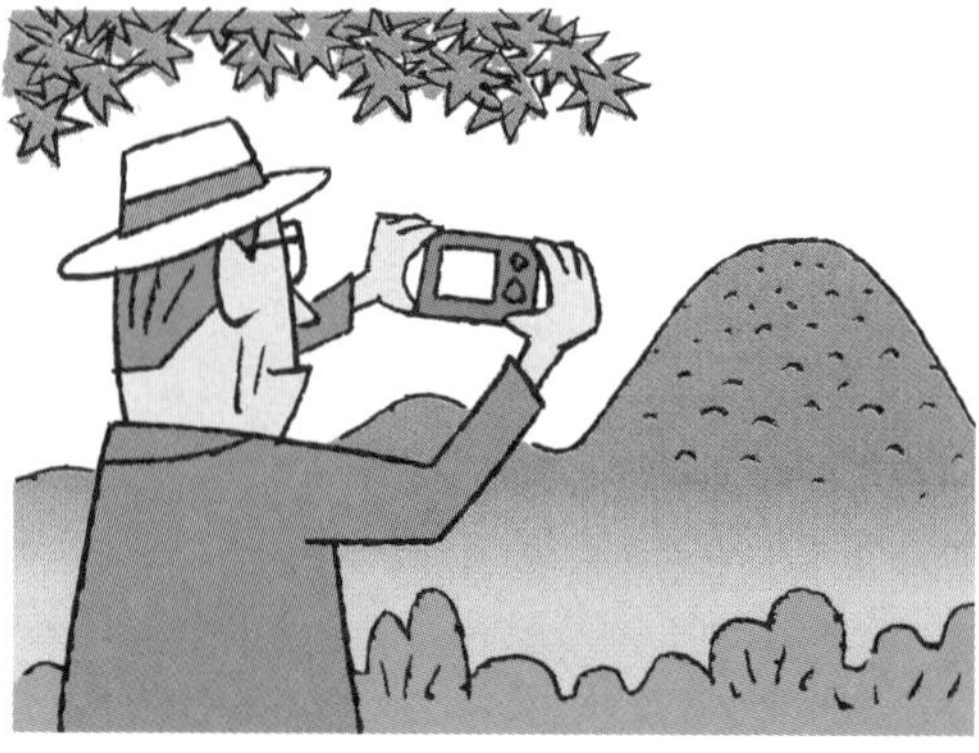

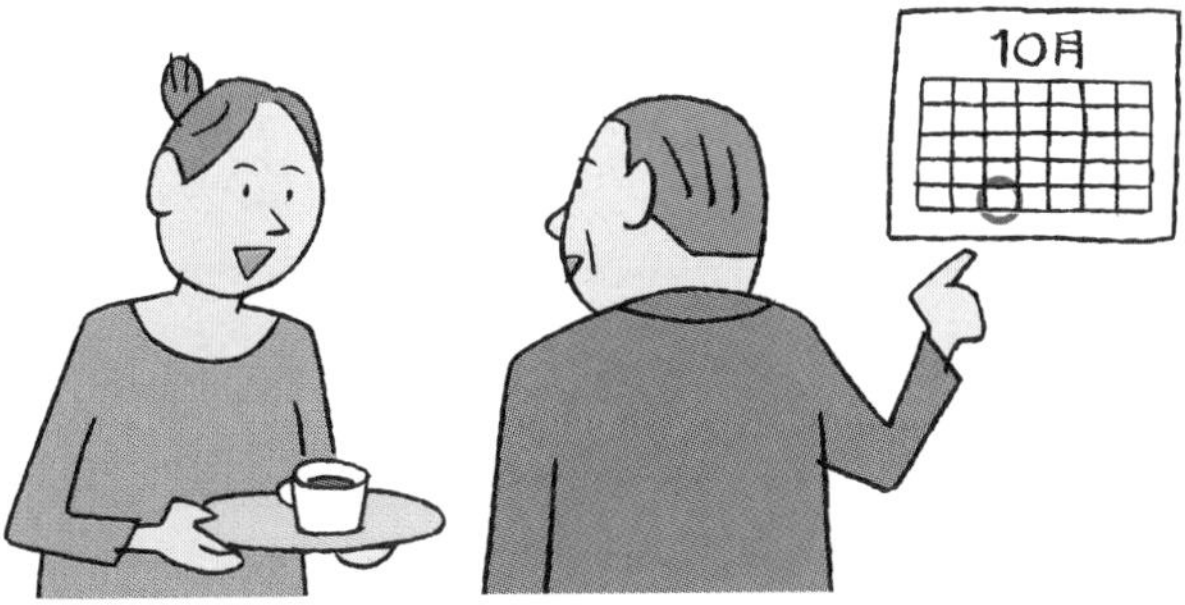

5 再発への向き合いかた

Q57 退院後の定期検診では、何を調べますか？……142
Q58 定期検診はどれくらいの頻度で受けますか？……144
Q59 大腸がんはどの程度再発しますか？……146
Q60 再発したとき、どう向き合えばよいですか？……148
Q61 再発時の治療方針を教えてください……150
Q62 再発時の手術以外の治療法を教えてください……152
ストーリー5 再発したが、手術でがんをとりきれた……154

チェックテスト

大腸がんになると人生はどう変わる？

まずは大腸がんの治療後の生活について、自分の知識をチェックしてみましょう。❶〜❽の文章を読み、正しいと思うものには○を、まちがっていると思うものには×を記入してください。

❶
手術後は便を少量しかためられなくなるが、食事の量は制限されない
□

❷
手術から数ヵ月間は、下痢や頻便《ひんべん》＊になりやすい
□

＊便が出やすい状態

❸
手術後は運動の制限があるが、室内でできることや軽い運動ならよい
□

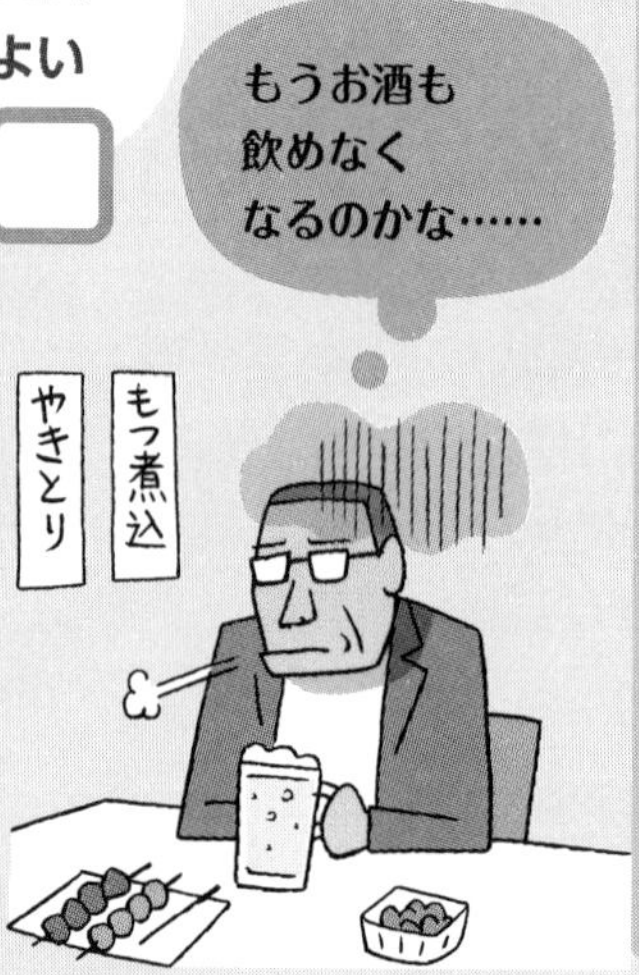
もうお酒も飲めなくなるのかな……
もつ煮込
やきとり
アジフライ

「好きなものを飲んだり食べたりできるのも、いまだけか」などと不安になりがち

大腸がんの治療を受けたら、いままでのように働くことは、もうむずかしいのだろうか？

4 大腸がんは、おなかを切らずに治せる。ただし、切ったほうが確実に治ることもある □

5 肛門にがんができたら、肛門を切除して人工肛門になる。生活の制限はほとんどない □

6 人工肛門になりたくなくても、肛門近くのがんは、基本的に別の治療法は選べない □

7 大腸がんの治療後は食事や排便などが変化するが、仕事を続けることもできる □

8 大腸がんの５年生存率は、比較的よい。とくに早期発見の場合、かなり期待できる □

解答と解説は次ページへ

1 ○

切りとる位置や大きさにもよりますが、大腸の一部をとったからといって、食事に厳しい制限がかかることはありません。便をためられる量が減るのは事実ですが、そのぶん、便がこまめに出たりします。食事の量に影響することは少ないので、安心してください。

Q45

2 ○

程度の差はありますが、大腸がんの治療では基本的に排便への影響が必ずあります。結腸がんは手術後数ヵ月間、下痢や頻便《ひんべん》になりがちですが、後は落ち着きます。直腸がんでは肛門機能を温存した場合にやはり下痢や頻便があり、人工肛門をつくった場合には、排便のしかたが変わります。

Q30

3 ×

運動面の制限も、食事と同じでほとんどありません。術後数ヵ月間は激しい運動をさけたほうが安全ですが、その後はとくに制限は不要です。人工肛門をつくった人でも、おなかを圧迫する動き（柔道など）や、おなかに強く力を入れる動き（腹筋運動）でなければ、運動できます。

Q50

④ ○

内視鏡治療であれば、おなかを切らずに大腸がんをとれます。ただし、内視鏡治療の適応となるのは早期がんの一部です。進行がんは、手術でがんをしっかりとり除いたほうがその後の経過がよいので、手術を選びます。治療法の選択については、ガイドラインが設けられています。

Q8

⑤ ○

肛門にできたがんを切除し、人工肛門をつくるのは正しい処置ですが、人工肛門をつくった場合に生活の大きな制限はありません。排便のしかたが変わり、運動や服装などに注意点はありますが、制限というより変化と考えてよいものです。

Q37

⑥ ×

がんの進行度や位置によりますが、肛門近くのがんでも、肛門機能を温存しながらがんを切りとる手術方法があります。その方法を選べる場合には、医師から選択肢が提示されるはずです。自己判断しないで、医師に治療法について聞いてみましょう。

Q23

7 ○

大腸がんになったからといって、仕事をやめる必要はありません。がんは命にかかわる病気であるため、退職を考える人が多いのですが、しっかりと治療すれば、その後も十分に働けます。ただし、定期検診が必要で、手術後に追加治療がある人もいるため、働きかたを見直したほうがより安心です。

Q51

8 ○

統計によると、大腸がんの治療成績はほかのがんと比べて良好です。とくに早期がんの場合、5年生存率が高くなっています。手術後の再発がそもそも少なく、再発しても早期発見すれば、しっかりと切りとれます。治療後は医師の指示どおりに定期検診を受け、再発を警戒しましょう。

Q59

1

がんの状態を知る

ストーリー 1

血便をきっかけに大腸がんを見つけた

おなかの調子が悪いだけでは、病院に行くことをためらう人も多いもの。Aさんのケースをみてみましょう。

Aさんのプロフィール

60歳代の男性で、営業職。仕事柄、お酒を飲むことが多く、やや太りぎみ。４年前から禁煙している。子どもは独立し、妻と２人暮らし

1

以前から、お酒を飲んだ翌日に下痢《げり》をすることはありました。しかし最近、飲酒と関係なく、便秘と下痢を交互にくり返すようになりました。

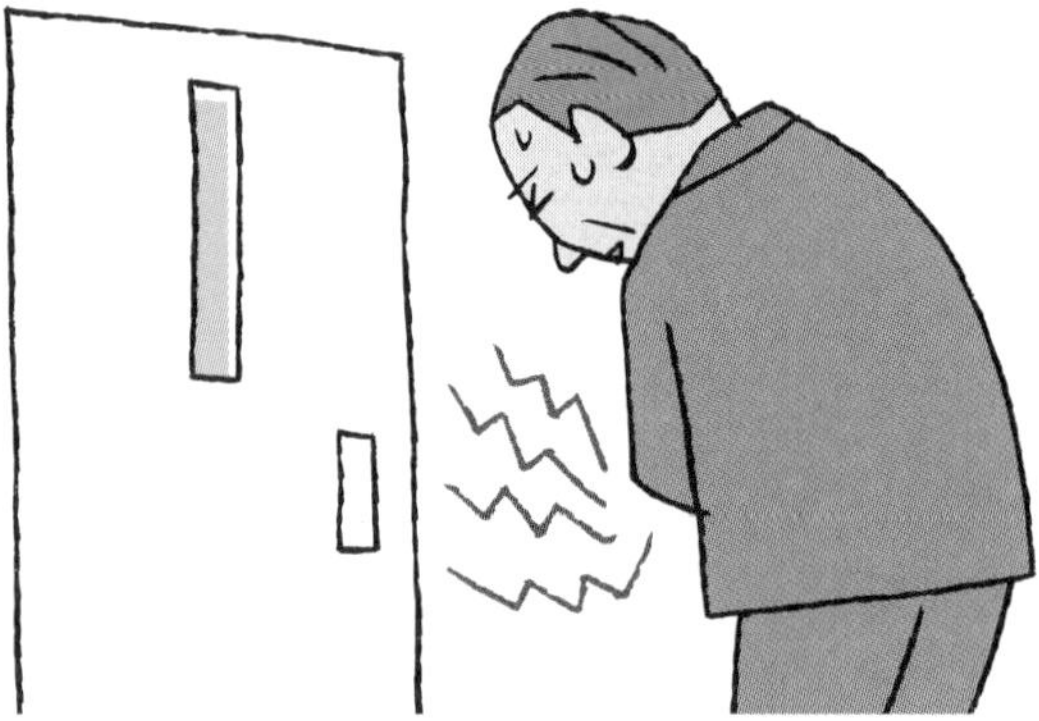

以前はなかったのに、急に便秘と下痢をくり返すことが増えた

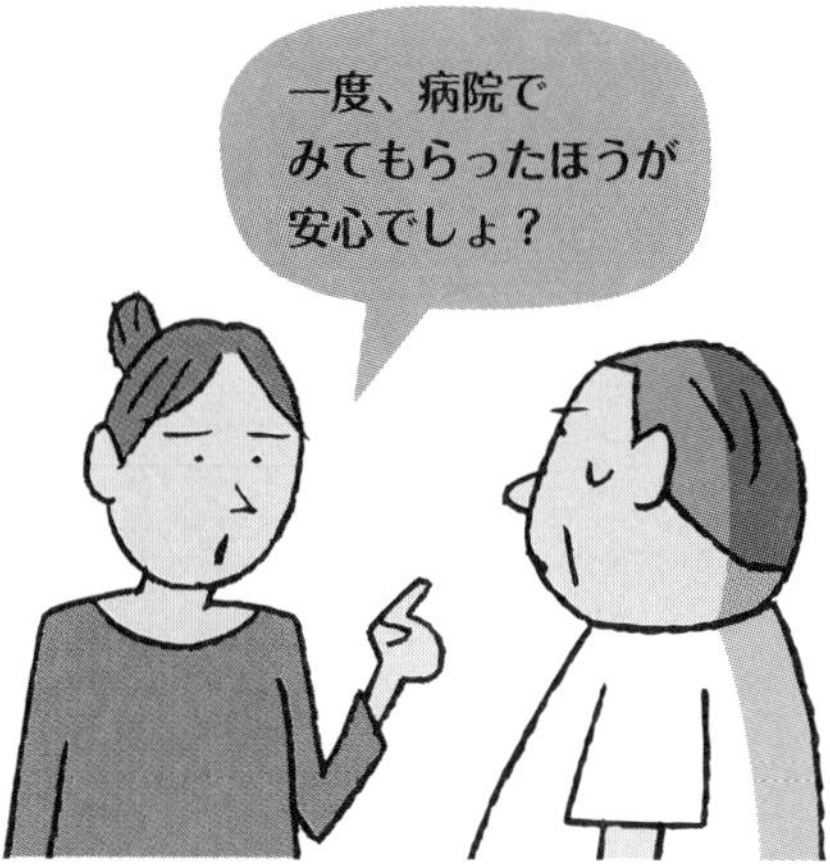

一度、病院で
みてもらったほうが
安心でしょ？

②

便秘と下痢以外には、とくに症状はありません。妻に受診を勧められましたが、仕事を休むのが面倒で、市販の胃腸薬をのみ、病院にはかかっていません。

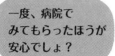

便秘と下痢だけなので、病院に行くのをためらった

③

ある日、トイレで用を足したあと、便に血が混じっていることに気がつきました。血便が出たことで、急に心配になりました。

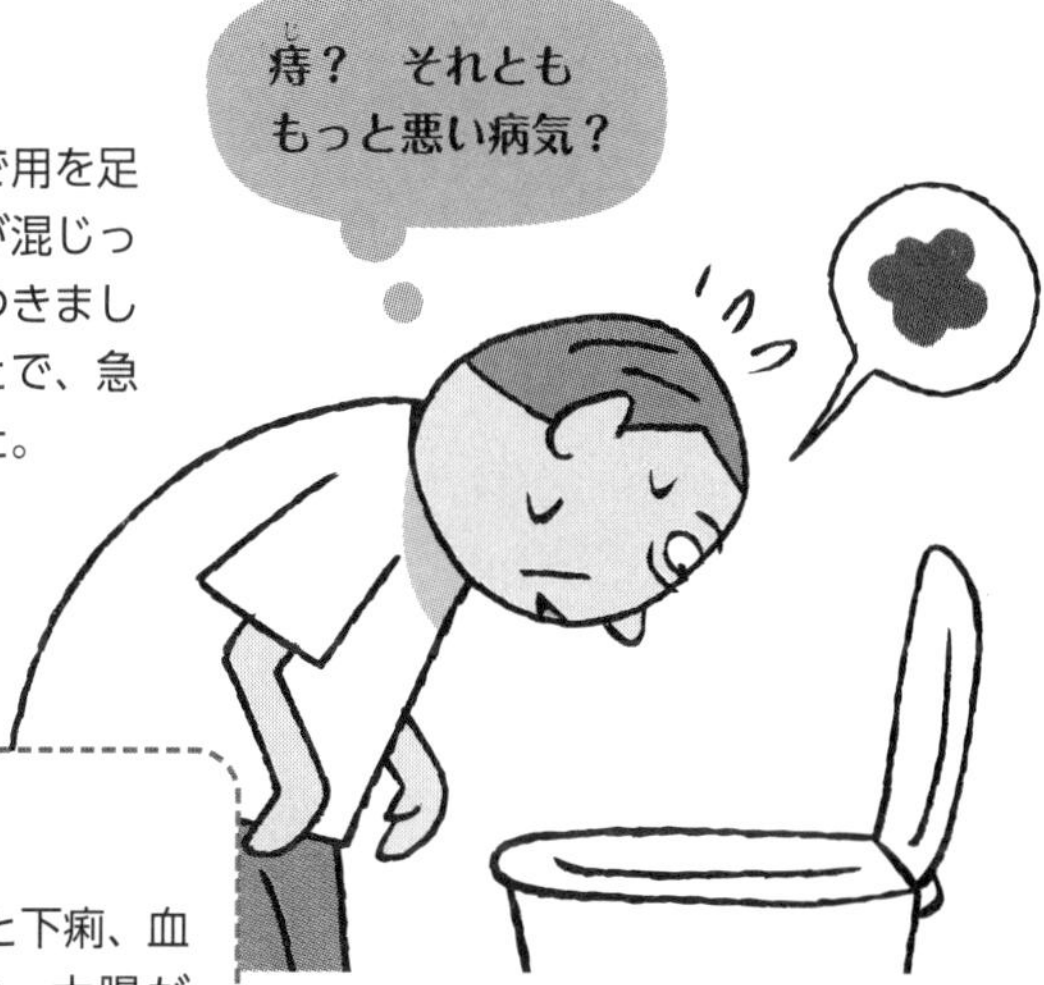

痔《じ》？　それとも
もっと悪い病気？

血便を見たとたん、おなかの具合の悪さが気になってきた

POINT

くり返す便秘と下痢、血便や暗赤色便は、大腸がんなどの病気のサイン。受診して確認してください。

④

Aさんは、まず痔を疑ったものの、インターネットで調べるうちに大腸がんかもしれないと考えました。しかし、内視鏡検査の方法を知ると、怖さとはずかしさで受診がためらわれます。

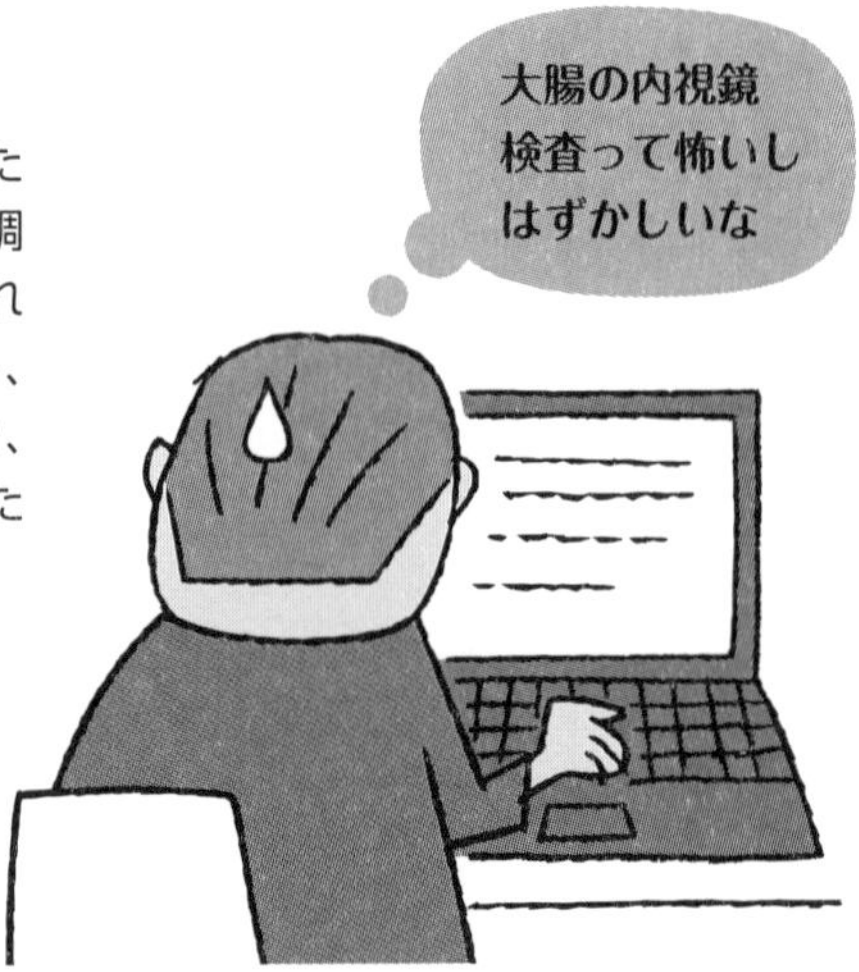

インターネットなどで症状を調べる人も多い。自分で判断せず、受診しよう

⑤

病院に行くかどうか迷っていたところ、妻にまた説得されました。ようやく消化器専門の病院を受診し、内視鏡検査を受けることにしました。

自分でも放っておけないと思い、受診を決断

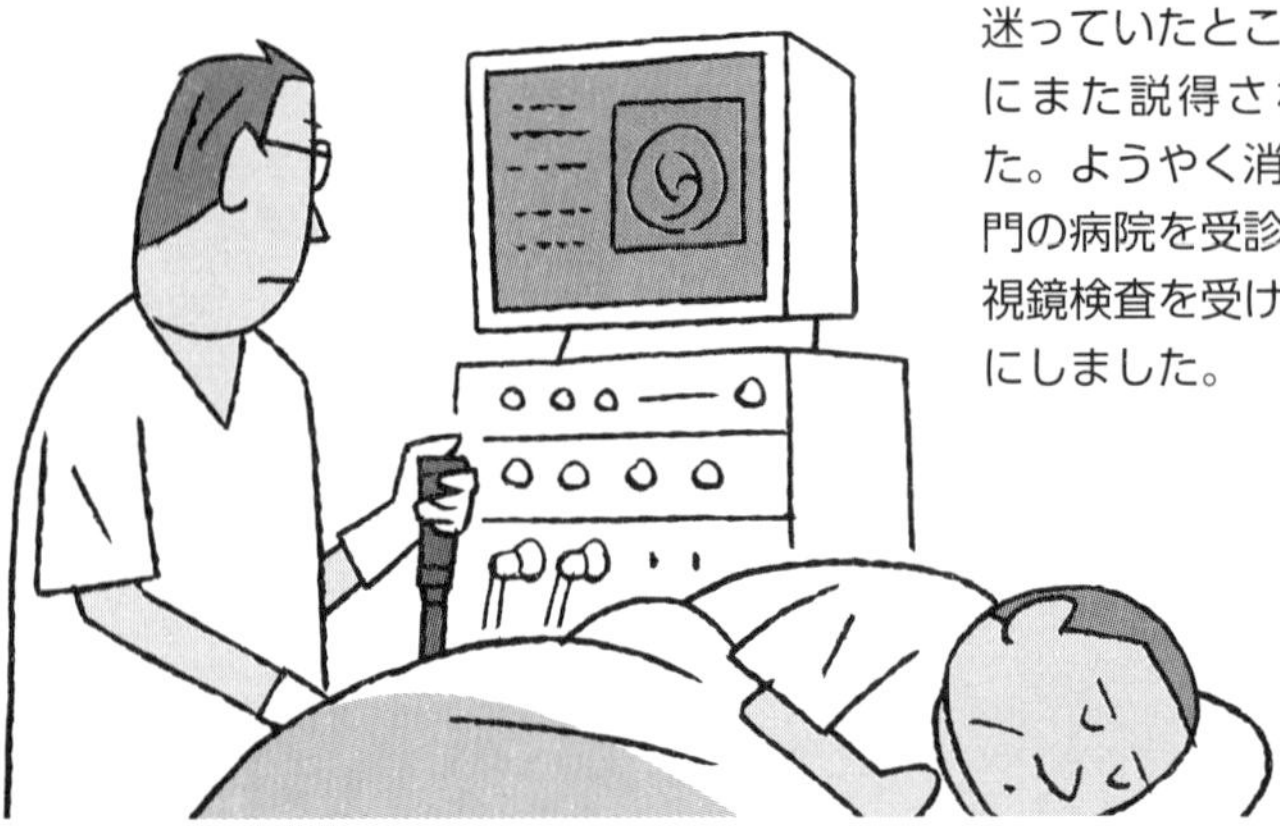

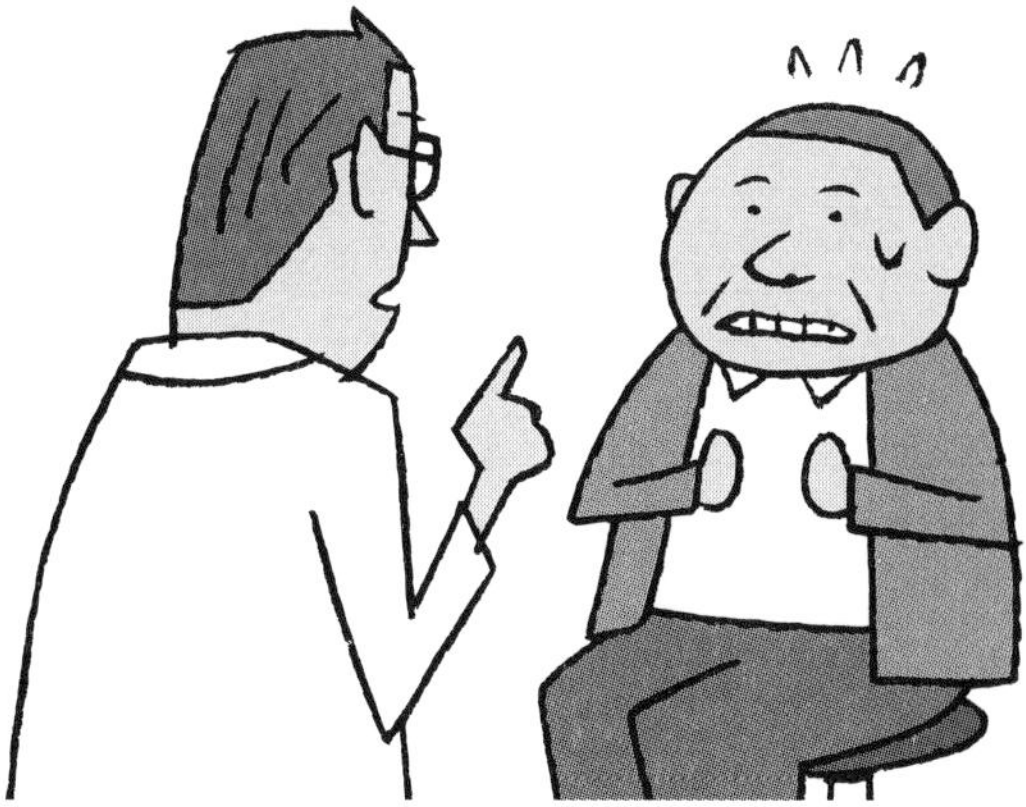

病名を告げられたときはショックだった

6

内視鏡検査の結果、Aさんは直腸がんであることがわかりました。医師から大腸がんは治りやすいことを聞き、手術を受けることを決意しました。

POINT

むやみに怖がらず、医師の話をよく聞いてください。不安なら、後日家族といっしょに医師の話を聞くとよいでしょう。

医師からひとこと

Aさんは血便に気づき、受診するきっかけになったのが幸いでした。しかし、大腸がんは自覚症状がないことも多いので、健康診断や人間ドックなどで便潜血検査を定期的に（40歳以上は年1回）受けることが大切です。

Q1 大腸がんには、どのような種類がありますか？

大腸は、左記のように「結腸」と「直腸」に大きく分けられます。結腸は盲腸《もうちょう》、上《じょう》行《こう》結腸、横行《おうこう》結腸、下行《かこう》結腸、S状結腸からなり、主な働きは小腸から送られてきた食べ物の残りかすをさらに分解・吸収して便をつくることです。直腸は直腸S状部と上部直腸、下部直腸があり、主な働きは便を排泄《はいせつ》するまで一時的にためることです。

大腸がんも、がんができる部位によって「結腸がん」と「直腸がん」に大きく分けられます。がんができやすい部位はS状結腸から直腸までで、便が長時間とどまることが影響していると考えられています。

がんの部位の違いによって手術の範囲や方法が異なり、それが排便をはじめ術後の生活にも影響します。結腸がんは、進行度や転移の有無にもよりますが、人工肛門になることはあまりありません。一方直腸がんは、進行度などにもよりますが、場合によっては人工肛門になり、術後の生活に影響が出やすいといえます。

大腸のしくみとがんの種類

大腸は、結腸と直腸に大きく分けられ、同様にがんも２つに区別されます。

大腸の位置▶

大腸はおなかにある臓器で、全長約２mの長く太い管のような形をしている。小腸から続き、肛門管へとつながっている

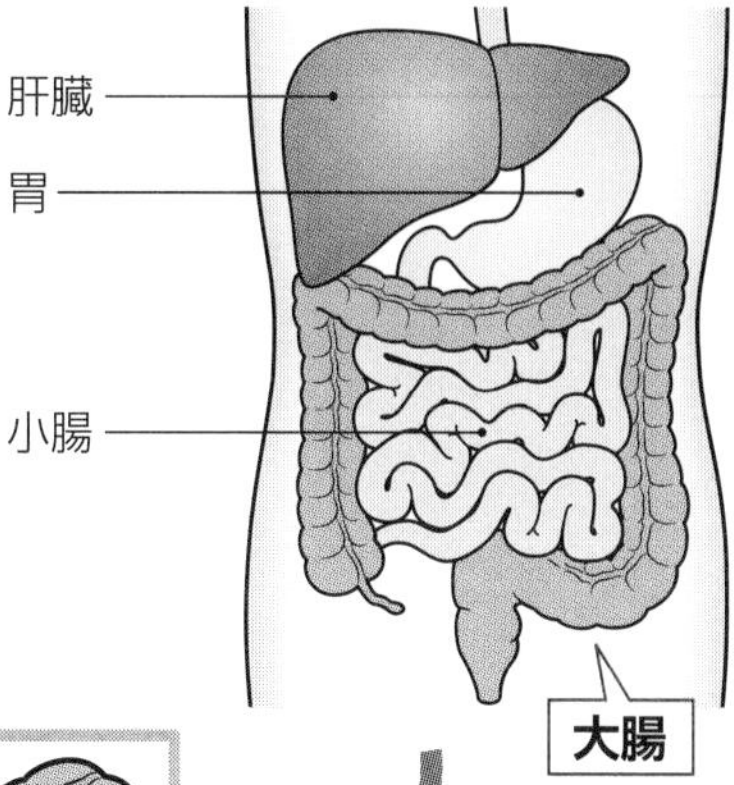

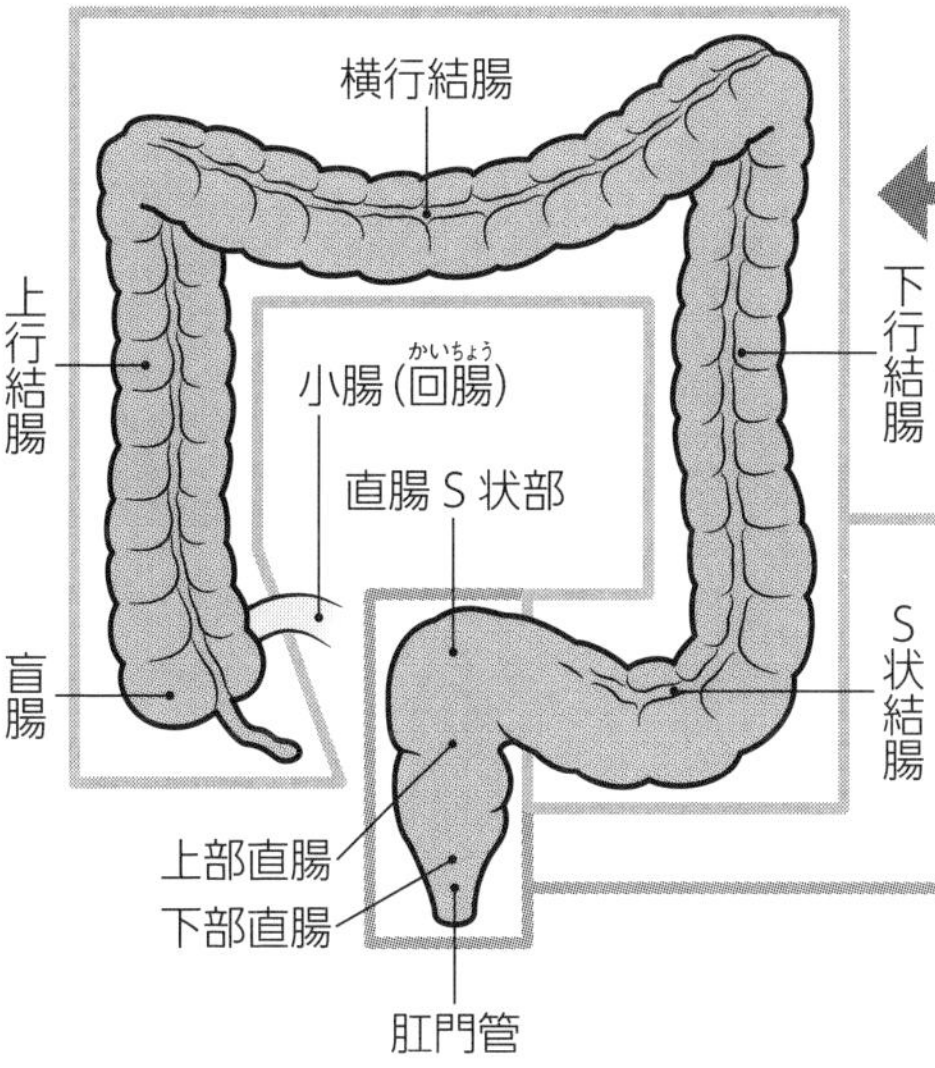

▼大腸がんの種類

結腸がん

盲腸～S状結腸にできたがん

直腸がん

直腸S状部～下部直腸にできたがん

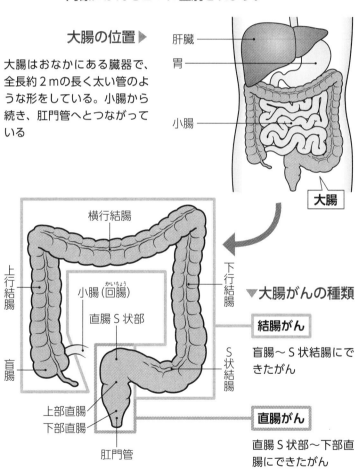

Q2 大腸がんの危険因子は何ですか？

大腸がんは、大腸の粘膜にがん細胞が発生し、それが増えてかたまりになったものです。遺伝的要因や危険因子が加わると、がん細胞が発生しやすくなります。危険因子には、次のようなものが考えられています。

●**加齢**　大腸がんの患者さんは40代から増え始め、加齢に伴って増加します。

●**食生活**　赤身の肉やソーセージなどの加工肉といった、動物性たんぱく質や動物性脂肪のとりすぎが、発がんに影響するといわれます。また、野菜や海藻など食物繊維の摂取が少ない人は、大腸がんの危険が高くなる可能性があると考えられています。

●**運動不足**　運動は、大腸がんのリスクをほぼ確実に下げることがわかっています。一方、デスクワークなどで座っている時間が長いと腸の動きが緩慢になるため、便が大腸にとどまる時間が長くなり、がん細胞が発生しやすくなると考えられています。

●**喫煙、過度の飲酒**　どちらも、大腸がんのリスクを確実に上げることがわかっています。とくに喫煙は、大腸がんだけでなく、すべてのがんの明らかな危険因子です。

● 肥満 具体的には、ＢＭＩ25以上の人が肥満とされます。とくに、おなかがポッコリしている人は、大腸がんが発生する危険性が高いといわれています。

ほかにも、職場や家庭のストレスも、発がんに影響するのではないかといわれています。

● 遺伝的な病気や大腸の病気 多くの大腸がんは、とくに持病などのない人にも発生しますが（散発性大腸がん）、血縁者に大腸がんの患者さんがいるなど何らかの遺伝的要因が考えられる場合もあります（家族集積性《しゅうせきせい》大腸がん）。また、生まれながらの原因で大腸がんが発生しやすい人がいます。そのなかに「**家族性大腸腺腫症**《せんしゅしょう》」（→Q3）」や「**リンチ症候群**」もあります。リンチ症候群は、大腸だけでなく子宮内膜、卵巣、胃、小腸などにがんが発生しやすい体質で、大腸がんの平均発症年齢は約45歳と、若い年齢でがんが発生します。大腸がんでは約４％を占めます。

ごくまれですが、潰瘍性《かいようせい》大腸炎のような炎症性の病気からがんが発生することがあります。また、数年もの長期にわたる難治性の痔瘻《じろう》もがん化しやすいといえます。

Q3 ポリープがあると、がんになりやすいですか？

ポリープとは、胃や腸などの粘膜にできる突起物のこと。きのこ状の「有茎性《ゆうけいせい》」がよく知られていますが、「無茎性《むけいせい》」やその中間の「亜有茎性《あゆうけいせい》」などがあります。これらの**ポリープが、すべてがんになるかというと、そうではありません**。

ポリープなどの固まりを腫瘍《しゅよう》といい、良性と悪性があります。がんは悪性の腫瘍で、まわりの正常な細胞を侵食して増加したり（浸潤《しんじゅん》）、血管やリンパ管を介して別の部位に飛び火（転移）したりして、生命に危機を及ぼします。一方、良性の腫瘍は、まわりの正常な組織を押しのけるようにゆっくりと増えていき、飛び火はしません。

●**がんになりやすいポリープがある**　確かに、ポリープには早期がんが含まれていることもありますが、良性の腫瘍が多いのも事実です。ただ、**ポリープで1㎝を超える大きさのものは、がんになりやすいことがわかっています**。また、1㎝以下でもがんになる可能性はゼロではありません。そのため、内視鏡検査で6㎜以上のポリープが発見されたときは予防的に切除するか、定期的に検査を受けることが大切です。

なかには、がん化する可能性が非常に高いポリープもあります。盲腸から直腸にかけて無数のポリープができる「**家族性大腸腺腫症**《せんしゅしょう》（**家族性大腸ポリポーシス**）」です。生まれながらにもっている遺伝子が原因の病気で、ポリープを放置するとがん化し、40歳代までに約半数ががんになります。大腸がんの約1％を占めます。

大腸の粘膜にがん細胞が発生する経路には、次の2つが考えられています。

●**腺腫のがん化**　ポリープのうち「腺腫」と呼ばれる種類が、なんらかの刺激を受けることでがん化したものです。ポリープの多くは良性ですが、腺腫の一部ががん化することがあります。

●**デノボがん**　正常な細胞が、発がん刺激を受けて直接がん化したものです。ポリープのようにきのこ状ではなく、平坦なタイプです。

2つのうち、多いのは腺腫のがん化です。どちらも検査で発見することができます。大腸がんは早期に発見し、治療すれば治りやすいがんです。それには定期的な検査や不調に気づいたときの素早い対応がカギを握っています。

Q4 大腸がんの有無や進行度は、どのような検査でわかりますか？

健康診断などでは、「便潜血検査」がおこなわれます。この検査で陽性反応が出たら、内視鏡検査でよりくわしく調べます。一方、下痢《げり》や便秘などの便通異常、便に血がついている、下血などの自覚症状があって受診した場合は、便潜血検査に加え、問診や視診、直腸指診、肛門鏡検査、直腸鏡検査などがおこなわれます。

●**便潜血検査**　便に血液が混じっていないか調べる検査。連続した2日間の便を調べる「2日法」が主流です。通院などで受けられ、目にみえない少量の出血も確認できます。

●**問診・指診**　自覚症状があり受診した場合は、問診をはじめ、腹部の触診なども

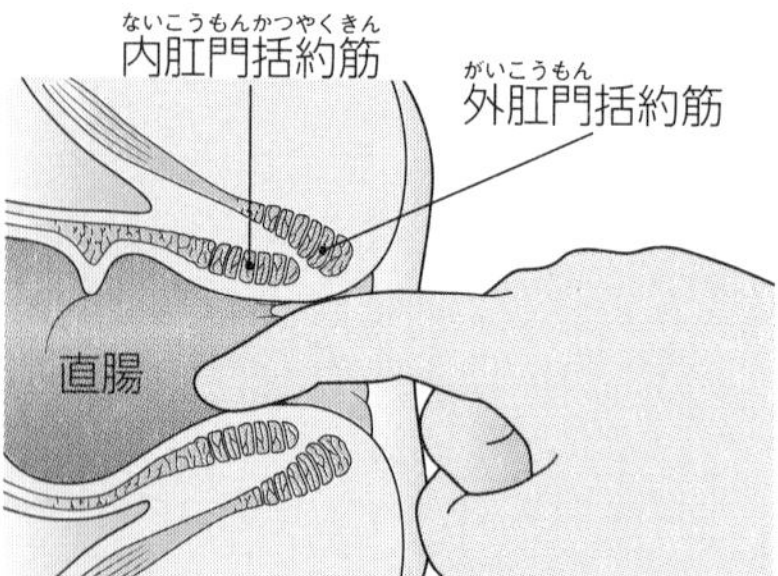

直腸指診では、患者さんが横向きに寝て、医師が人差し指を肛門から挿入し、直腸の病変の有無を調べる

おこないます。直腸がんの発見には直腸指診、肛門鏡検査、直腸鏡検査が重要です。

内視鏡検査　便潜血検査で陽性になった場合におこなわれます。肛門から内視鏡を挿入して、盲腸までを調べます。良性のポリープやがんなどの発見に有効で、粘膜表面に色素をかける方法などで、がんの深さ（浸潤《しんじゅん》の程度）の判別も可能です。がんなどの腫瘍《しゅよう》を発見した場合、内視鏡で病変の全体か一部を採取します。「病理検査」といって、顕微鏡で細胞の形などをみて良性か悪性かを調べ、診断を確定します。医療機関により差がありますが、およそ1～2週間で病理検査の結果が出ます。

これらの検査で、がんの有無が確定されます。大腸がんであることが確定したら、さらにがんの深達度（浸潤の深さ）や転移の有無を調べるため、画像検査を受けます。

画像検査　CT（コンピューター断層撮影）検査は必ずおこないます。MRI（磁気共鳴画像診断）検査やPET《ペット》、PET－CT（PETとCTを組み合わせた検査）を受けることもあります。近年は減っていますが、注腸造影検査や超音波内視鏡検査をおこなうこともあります。これらの画像検査で、がんの部位や深達度、リンパ節転移、周辺の臓器への広がり、遠隔転移、腹膜播種《ふくまくはしゅ》（内臓を支える腹膜への転移）などの有無を調べます。その程度によって、がんの進行度が明らかになります（↓Q7）。

Q5 内視鏡検査は痛いですか？

大腸内視鏡検査では、S状結腸に内視鏡をとおすときに痛みが起こりがちです。S状結腸は内視鏡がとおりにくい形で、内視鏡の通過時に腸が引き伸ばされることがあるためです。麻酔や鎮静剤を使うこともありますが、新たな方法が考案されました。

まず腸内の空気を抜き、S状結腸を少しずつたたんで短くし、内視鏡をとおしたあとで空気を入れて伸ばします。「ストレート法（軸保持短縮法）」といいます。これによって、内視鏡挿入時の痛みが少なくなりました。

最近では、内視鏡検査といっても肛門から挿入しない方法もあります。CTを撮影し、そのデータを３Ｄ化する「仮想内視鏡検査（バーチャルコロノスコピー）」という方法や、長さ約３㎝のカプセルの中にカメラが内蔵されている「カプセル型内視鏡」をのんでもらう方法があります。これらの方法により、検査における患者さんの負担がかなり軽減されると期待されています。

Q6 がんの進行度とは何ですか？

がんの「進行度」とは、**がんがどのくらい進んでいるかを示す尺度**です。ステージⅠ～Ⅳで表すほか、Ⅰ～Ⅳ期で表すこともあります。進行度ごとに治療方針が示されていて、5年生存率や再発率など将来の見通しもわかります。**がんの進行度を決める要素には、がんがどれくらい深くまで進んでいるかという深達度と、リンパ節への転移、ほかの臓器への遠隔転移などがあります。**

進行度を判定するタイミングは2回あります。1回目は治療前に推定された進行度で、2回目は治療で切除した組織を病理検査することで確定された進行度です。1回目と2回目で、進行度が異なる場合があります。1回目の進行度によって治療法が検討され、2回目の進行度によって術後に追加治療が必要かどうかを判断されます。

大腸がんは、大腸癌《がん》研究会の『大腸癌治療ガイドライン』で、大腸がんの深達度、リンパ節転移と遠隔転移の有無をもとに、進行度や治療方針が示されています。

Q7 大腸がんの進行度は、どのように決まりますか？

大腸がんは、大腸癌《がん》研究会による『大腸癌取扱い規約』に基づき、深達度、リンパ節への転移、ほかの臓器への遠隔転移などから、進行度が決定されます。『大腸癌取扱い規約』は第9版が出ていますが難解なので、ここでは第8版で解説します。

● **深達度** 大腸の壁は左図のとおり4層からなり、深達度は6段階あります。

Tis がんが粘膜内にとどまり、粘膜下層に及んでいない
T1 がんが粘膜下層までにとどまり、固有筋層に及んでいない
T2 がんが固有筋層まで広がり、これを越えていない
T3 がんが固有筋層を越えている
T4a がんが漿膜《しょうまく》表面に露出している
T4b がんが直接他臓器に広がっている

「早期がん」はTisとT1、「進行がん」はT2以上です。

大腸がんの深達度

大腸は、下記のように５つの層からなります。どこまでがんが進んでいるかで、深達度が決まります。

▼大腸の壁のしくみ

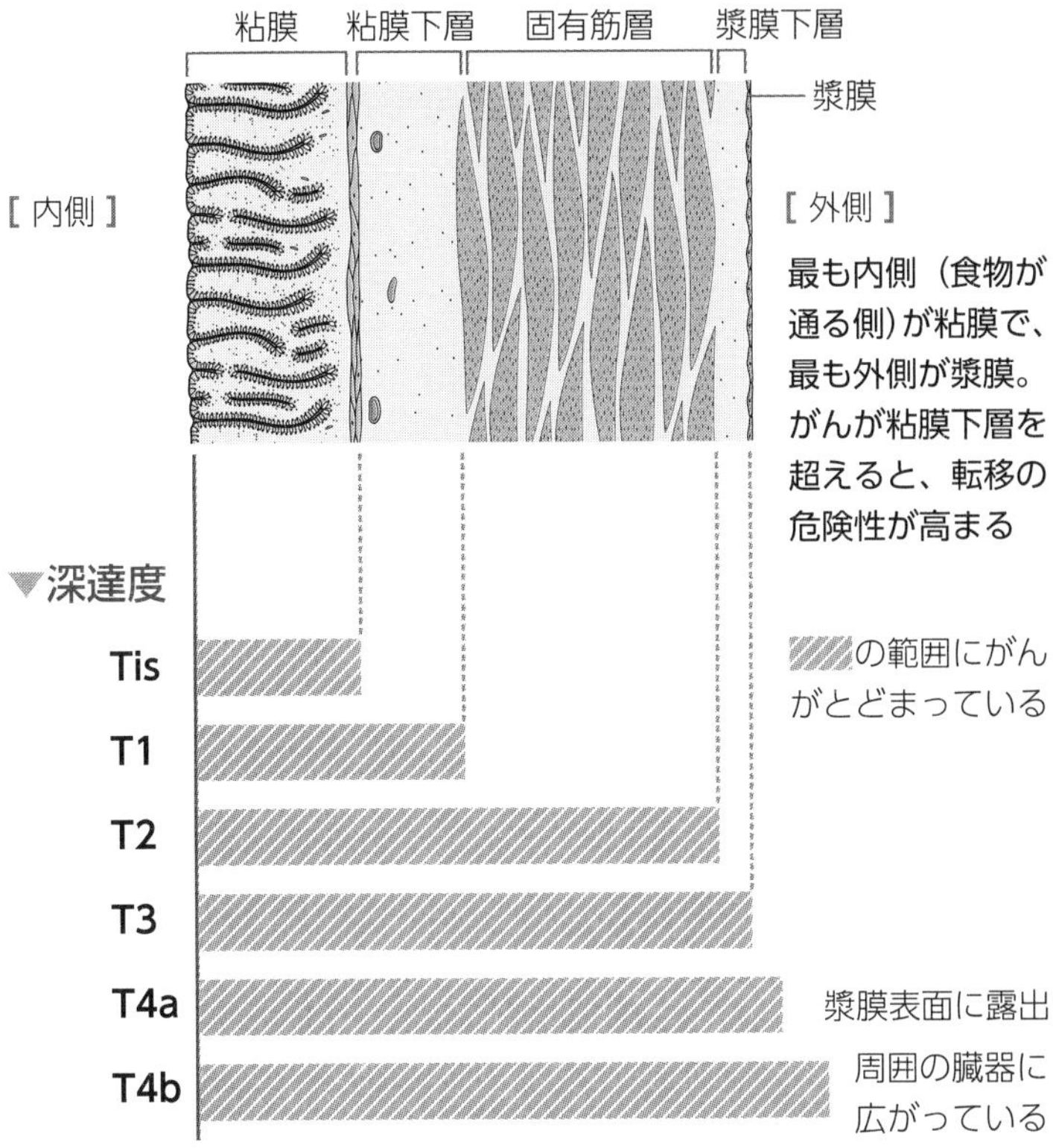

最も浅いのが Tis、最も深いのが T4 で、a と b に分かれている

リンパ節の位置

大腸周囲のリンパ管は、大腸から出たあと、いくつものリンパ節を中継しながら走っています。

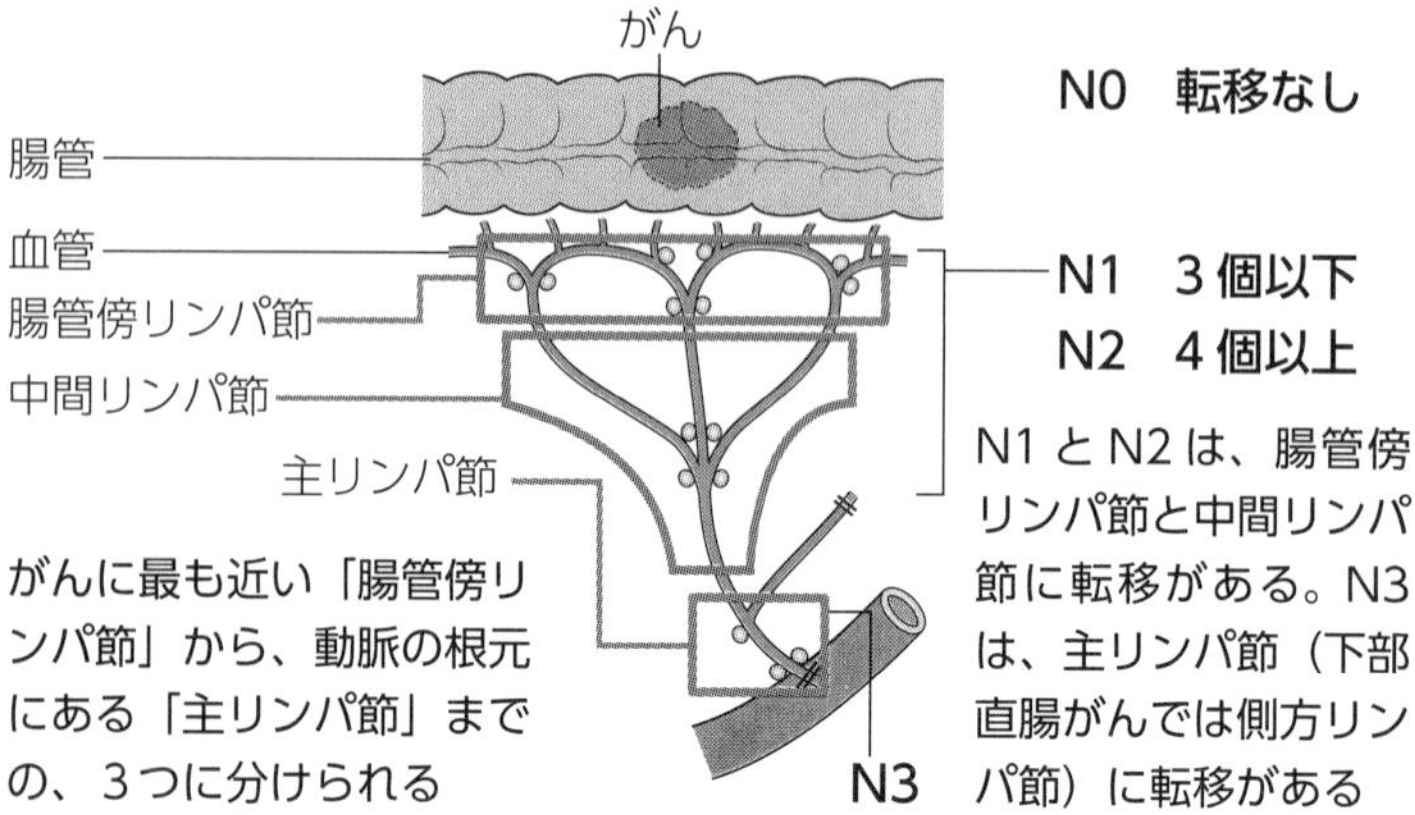

N1とN2は、腸管傍リンパ節と中間リンパ節に転移がある。N3は、主リンパ節（下部直腸がんでは側方リンパ節）に転移がある
がんに最も近い「腸管傍リンパ節」から、動脈の根元にある「主リンパ節」までの、3つに分けられる

●リンパ節転移　がん細胞は、もともと発生した部位から別の部位にも広がることがあります。これを転移といい、リンパ管の途中にある「リンパ節」でがん細胞が増えることを、「リンパ節転移」といいます。転移している個数が多かったり遠方にあったりするほど、進行していることを示します。区分は次のとおりです。

N0　転移をみとめない
N1　腸管傍《ぼう》リンパ節と中間リンパ節の転移総数が3個以下
N2　腸管傍リンパ節と中間リンパ節の転移総数が4個以上

大腸がんの進行度

大腸がんの進行度は、下記のように、6 段階で決められます。

深達度、リンパ節への転移、ほかの臓器への遠隔転移をもとに、ステージ0からステージⅣまでの6段階に分けられる

遠隔転移	M0			M1
リンパ節転移 / 深達度	N0	N1	N2、N3	Any N*
Tis	0			
T1a、T1b	Ⅰ	Ⅲa	Ⅲb	Ⅳ
T2				
T3	Ⅱ			
T4a				
T4b				

*N にかかわらず

（大腸癌研究会『大腸癌取扱い規約』第 8 版、金原出版より）

N3　主リンパ節に転移がある、下部直腸がんでは側方リンパ節に転移がある

●**遠隔転移**　転移のうち、肝臓・肺・腹膜などへの転移を「遠隔転移」といいます。遠隔転移は、あるかないかで区分されています。

M0　遠隔転移をみとめない

M1　遠隔転移をみとめる

●**進行度**　深達度のT、リンパ節転移のN、遠隔転移のM、それぞれに基づき、進行度が6段階で判定されます。ステージ0（0期）からステージⅣ（Ⅳ期）まであり、ステージ0が最も進行度が低い状態です。

Q8 進行度別の治療方針を教えてください

がんを根治する（完全に治す）ためには、がんを残すことなく完全にとり除くことが必要です。そのために**大腸がんでは、内視鏡治療と手術が治療の中心**で、薬物療法や放射線療法も追加する場合があります。大腸がんは、深く広がるほどリンパ節などへの転移の可能性が高まります。がんが浅ければ内視鏡治療で腸管のがんだけを切除しますが、深く広がっていたら手術で腸管のがんとリンパ節も切除します。

大腸がんには、大腸癌《がん》研究会が作成した『大腸癌治療ガイドライン』があります。ガイドラインでは、進行度に応じて次のような治療方針が示されています。

● **ステージ0～Ⅰ**　リンパ節転移がなく、がんが粘膜または粘膜下層の浅層《せんそう》にとどまっている状態です。がんの大きさを問わず、内視鏡治療が選べます（→Q17）。ただし、切除したがんを病理検査して、手術が必要と判断されることがあります。

● **ステージⅠ～Ⅲ**　がんが粘膜下層の深層やさらに深い部分まで広がっている状態、

またはリンパ節転移がある状態です。これらは手術が必要で、主に開腹手術、腹腔鏡《ふくくうきょう》手術（→Q14）、ロボット支援下手術があります（→Q15）。近年は開腹手術よりも腹腔鏡手術のほうが多く、ロボット支援下手術も増加しています。手術後の病理検査でステージⅢと判定されたら、再発予防のため薬物療法などの追加が推奨されます。

●ステージⅣ 遠隔転移がある状態です。がんが最初に発生した部位（原発巣）の状態と、遠隔転移したがんの状態によって治療が検討されます。可能なら両方とも手術で切除し、切除できない場合は薬物療法や放射線療法（→Q18）をおこないます。

●再発・転移した場合 再発や転移した病巣の切除が可能な場合は、内視鏡治療や手術が選択されます。切除できない場合は、薬物療法や放射線療法、また転移した部位に応じて対症療法をおこないます。直腸がんの局所再発に対しては、強力な放射線治療である重粒子線《じゅうりゅうしせん》治療（→Q19）なども選ぶことができます。

こうした治療方針に基づいて、医師と相談しながら患者さんに合った治療法を決めていきます。体の状態によっては、別の治療法となることもあります。大切なのはがんの根治性と治療の安全性のバランスです。治療後も日常生活が続きますから、がんをとり除くだけでなく、術後のＱＯＬ（生活の質）を良好に保てることが重要です。

Q9 医師に確認すべきポイントは何ですか？

治療法は、ガイドラインに示された治療方針をもとに、医師と相談して決めます。医師に確認すべきことは、次のとおりです。

- **がんの進行度**（深達度やリンパ節転移の有無など）
- **どの治療法がベストで、その治療を受けることでどんな影響があるか**
- **ほかに選択できる治療法はあるか、ほかの治療法との比較のポイントは何か**
- **治療後の生活の変化について**

Q８で示した治療方針は、あくまで目安です。がんを確実にすべてとり除くことが重要ですが、患者さんの体力や持病など、ガイドラインで規定されていない部分は医師が考慮し、患者さんに合った治療法を提案してくれます。がんの数や位置など条件が複雑になった場合、治療法の選択基準が変わることもあります。右のポイントを確認して、自分でも検討し、納得する治療法を選びましょう。

2

治療法を選ぶ

Q10 大腸がんの標準治療を教えてください

大腸がんには、「標準治療」として認められた治療法があります。がんにおける**「標準治療」とは、科学的根拠に基づいた観点から、効果があって安全性が確認された、現在利用できる最良の治療法を指します。**治療法は医学の進歩とともに新しく開発されるため、標準治療も定期的に見直されています。新しい治療法と現在の標準治療を科学的な手法で比較して、現在の標準治療と同程度の効果や安全性がある、または標準治療よりも優れていると確認されれば、新しい治療法も標準治療となります。

大腸がんの治療の基本は、がんを確実にとり除くことです。標準治療は次のとおり4つあり、治療の中心は手術です。

● **手術**（↓Q11、Q12）手術でがんを切除します。早期がんの人も進行がんの人も受けられます。開腹手術が基本ですが、近年、結腸がんでは腹腔鏡《ふくくうきょう》手術（↓Q14）がほとんどで、直腸がんではロボット支援下手術（↓Q15）もおこなわれています。

●内視鏡治療（↓Q17）　内視鏡治療とは、おなかを切らず、肛門から内視鏡を挿入して治療する方法です。大腸がんの治療法のなかでも患者さんの体への負担がもっとも軽い方法ですが、受けられるのはステージ0とⅠの一部の人です。

●薬物療法、放射線療法（↓Q18）　薬物療法は、抗がん剤などの薬でがん細胞を死滅させ、がんが大きくなるのを防ぐ治療法です。放射線療法は放射線でがん細胞を傷つけて、がんを小さくする治療法です。ステージⅢやⅣといった、リンパ節転移や遠隔転移のある人が主な対象で、ステージⅡの一部も対象になることがあります。

薬物療法と放射線療法は、手術の効果を高めるための補助療法としておこなわれることがあります。手術前におこなう場合は術前療法、手術後におこなう場合は術後補助療法といいます。手術で切除できない場合は、薬物療法と放射線療法が中心です。

大腸がんには進行度に応じた治療方針が示されていますが（↓Q8）、進行度だけでなく患者さんの体の状態や持病なども考慮して、患者さんに合った治療法を選択する必要があります。高齢などで体力が低下していて、手術の危険性が高いと判断されたら、薬物療法や放射線療法が提案されることもあります。医師の話をよく聞き、自分の体の状態とがんの状態を理解して、どの治療法を受けるのかを考えましょう。

Q11 結腸がんの手術方法を教えてください

結腸がんの手術では、**がんの両端から約10㎝ずつ離れた部分で、腸管を切除します。**結腸は1・5mほどあるので、多少切っても機能に問題はありません。

また「**リンパ節郭清《かくせい》**」といって、がんのある腸管だけでなく、がんの周囲のリンパ節も切除します。大腸は、腸壁の深い部分にがんが入りこむと、周辺のリンパ節への転移の危険性が高くなるためです。切除範囲はD1～D3の段階があり、ガイドラインにしたがってがんの深達度に応じて切除します。

手術の合併症として、腸管どうしをつないだ部分にまれに「縫合不全《ほうごうふぜん》」が起こることがあります。炎症や痛みなどが現れたら飲食を中止して抗菌薬を点滴し、腹膜炎《ふくまくえん》を起こすほど重症の場合は一時的に人工肛門をつくります。退院後も「腸閉塞《ちょうへいそく》」といって、手術により腸管が曲がったりねじれたりして癒着《ゆちゃく》し、腸管がふさがることがあります。おなかの痛みや張りがあり、便やガスが出ないときはすぐに受診しましょう。

結腸がんの手術方法

結腸がんの手術では、がんだけでなく、転移を防ぐためにがんの周囲のリンパ節も切除します。

❶ がんを切除する

がんの両端から、約 10cm ずつ離れた部分で腸管を切る。多めに切除するのは、目にみえないがんが残っている可能性があり、とり残さないため

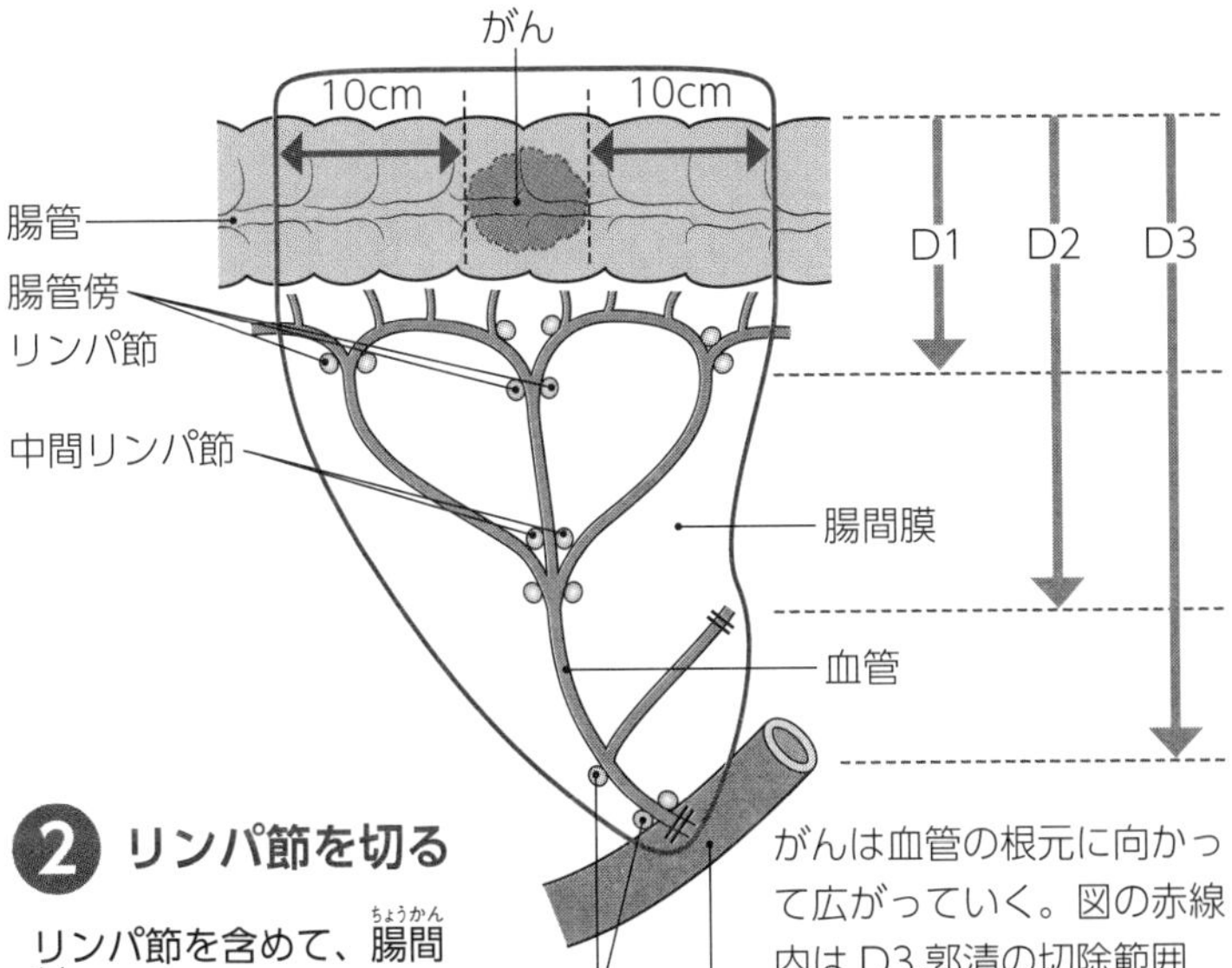

❷ リンパ節を切る

リンパ節を含めて、腸間《ちょうかん》膜《まく》（腸に栄養を送る血管などが通る膜）を扇形に切る。D1 は腸管傍《ぼう》リンパ節まで、D2 は中間リンパ節まで、D3 は主リンパ節まで切除する

がんは血管の根元に向かって広がっていく。図の赤線内は D3 郭清の切除範囲

❸ 腸をつなぐ

腸管を切除したら、「吻《ふん》合《ごう》」といって、残った腸管どうしをつなぐ

Q12 直腸がんの手術方法を教えてください

直腸がんの手術は、がんの部位や病期により次の3つの方法から選択されます。

● **肛門機能温存術** 直腸がんの約80％でおこなわれている方法です。がんが肛門から3～4㎝以上離れている場合に選択されます。

● **局所切除術** 肛門を残し、がん周辺だけを切除する方法で、ステージ0（がんが粘膜にとどまり、リンパ節転移がない）の場合におこなわれます。肛門側から手術する経肛門的局所切除と、おしり側から手術する経仙骨的《けいせんこつてき》局所切除などがあります。

● **直腸切断術（マイルズ手術）** がんが肛門近くにある場合におこなわれる方法です。直腸と肛門を切除し、人工肛門をつくります。

直腸近くには排尿や排便、性機能に関係する自律神経、肛門の締まりにかかわる肛門括約筋《かつやくきん》などがあるため、手術で神経や筋肉の働きに影響が及ぶことがあります。その結果、後遺症が出ることもあり、十分に理解して手術を受けることが大切です。

直腸がんの手術方法

直腸がんの手術方法は３つあります。肛門機能を温存するには、肛門括約筋を残す必要があります。

◀肛門機能温存術

S状結腸の一部と、がんから肛門側へ２～3cm離れた部位で直腸を切り、S状結腸と直腸をつなぐ

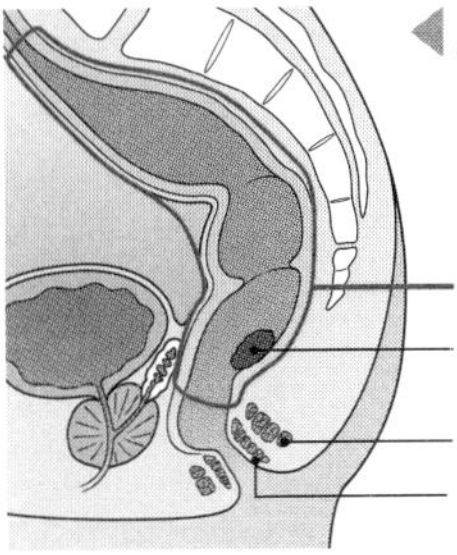

肛門括約筋を損なわずに、直腸を切除する

局所切除術▶

がんを中心に、がんから１cm程度離して切除する。肛門側から手術する方法と、おしり（仙骨）側から手術する方法などがある

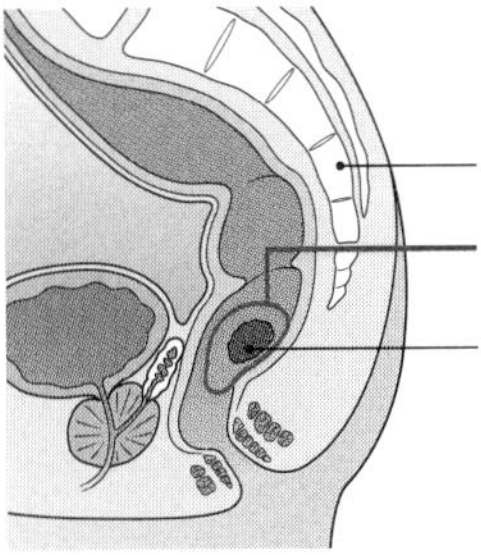

がんから１cm程度離し、余裕をもって切除

◀直腸切断術

がんが肛門近くにある場合は直腸と肛門を切除し、人工肛門をつくる

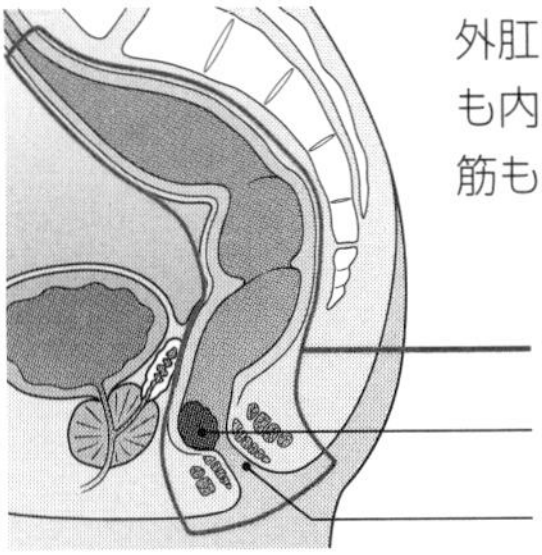

外肛門括約筋も内肛門括約筋も切りとる

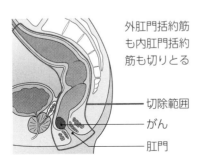

Q13 直腸がんで肛門機能を温存する最新の方法を教えてください

がんが肛門から3～4㎝以上離れている場合は、肛門機能温存術や局所切除術で肛門機能を温存することができます（→Q12）。一方、肛門近くにがんができた場合は、人工肛門になる可能性が高くなります。しかし近年、新しい手術方法が開発されています。

● 括約筋《かつやくきん》間直腸切除術（ISR・ESR）

下部直腸がんや肛門付近のがんで、できるだけ肛門機能を温存する手術方法のひとつです。対象はT1～T3で、排便にかかわる肛門括約筋にがんが広がっていないこと、がんから肛門側を1～2㎝以上切除できることなどの条件があります。手術方法は、

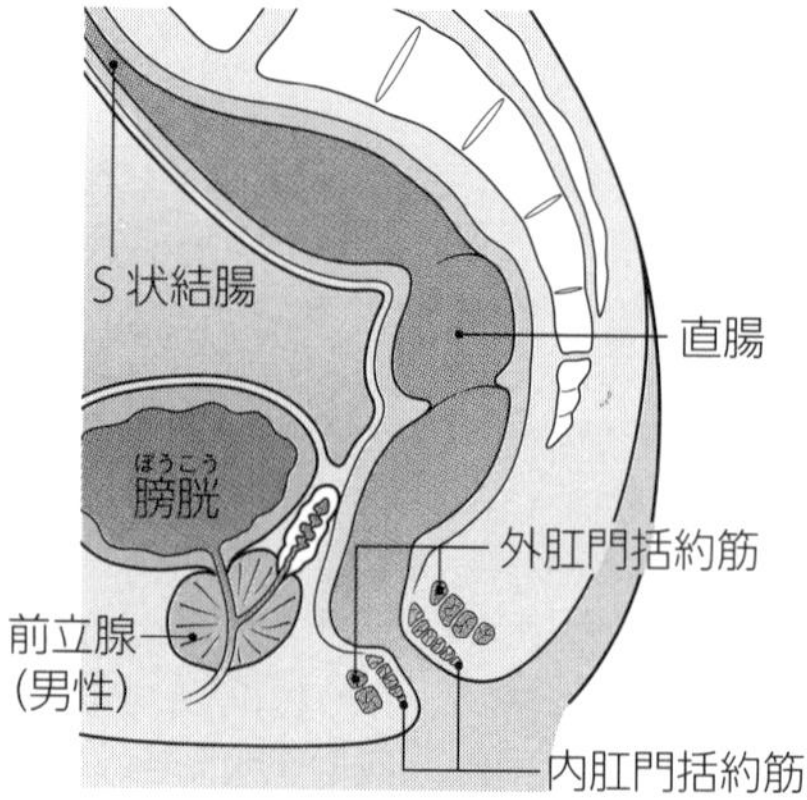

排便機能や、性機能に関わる神経が集まっている

外肛門括約筋を残すＩＳＲと、内肛門括約筋だけでなく外肛門括約筋まで切除するＥＳＲがあります。どちらも健康保険が適用できます。

ＩＳＲとＥＳＲは、再発率は一般的な手術方法と変わらないことがわかってきましたが、便のもれ（失禁）の増加など後遺症が現れやすいことが指摘されています。医師とよく相談しながら検討することが重要です。

●経肛門的直腸間膜《かんまく》切除術（TaTME）

近年注目されている、腹腔鏡《ふくくうきょう》を使った新しい手術方法です。直腸は骨盤の奥にあり、周囲に重要な神経や膀胱、前立腺、子宮などの臓器があるため、一般的な腹腔鏡手術で直腸がんを切除するためには、医師の高度な技術が必要になります。ＴａＴＭＥでは、おなかから挿入する腹腔鏡だけでなく、肛門からも専用の腹腔鏡や手術器具を挿入して、直腸を切除します。良好な視野を確保できるうえに、近い位置から手術器具を操作できるため、繊細な操作が可能になりました。ＴａＴＭＥも健康保険が適用できます。

ＴａＴＭＥは、海外では10年以上おこなわれ急速に普及していますが、日本でおこなっている医療機関はまだ少なく、手術後の合併症や後遺症なども十分にわかっていません。現在、主な対象はＴ２までですが、今後は対象が広がることが期待されます。

Q14

腹腔鏡手術について教えてください

腹腔鏡《ふくくうきょう》は、先端にカメラが内蔵された器具です。腹腔鏡で映し出した患部を、モニターで映像として確認することができます。腹腔鏡手術とは、小さな孔《あな》を数ヵ所開けて腹腔鏡と器具を挿入し、モニターでみながら手術する方法です。開腹手術に比べて傷が小さく、患者さんの体への負担が軽いのが特長です。孔が1ヵ所だけの、「単孔《たんこう》式《しき》腹腔鏡下手術」という方法もあります。

大腸がん、とくに結腸がんの手術は、以前はほとんどが開腹手術でしたが、近年はほとんどが腹腔鏡手術です。腹腔鏡手術が普及した理由は、痛みが少ないなど患者さんの体への負担が開腹手術に比べて格段に少ないこと。そして、大きく切開しないので術後に癒着《ゆちゃく》や腸閉塞《ちょうへいそく》などの合併症のリスクが少なくてすむことが挙げられます。

● **手術の流れ**　まず、腹部に4～5つの孔を開け、その孔から鉗子《かんし》や電気メスなどの手術器具と腹腔鏡を挿入します。大腸を鉗子でつかみ、腹膜《ふくまく》を切り開いて、大腸と

腹腔鏡手術の方法

腹腔鏡手術は、おへそなどおなかに孔を数ヵ所開けてカメラと器具を挿入し、モニターでみながら手術します。

手術の器具▶

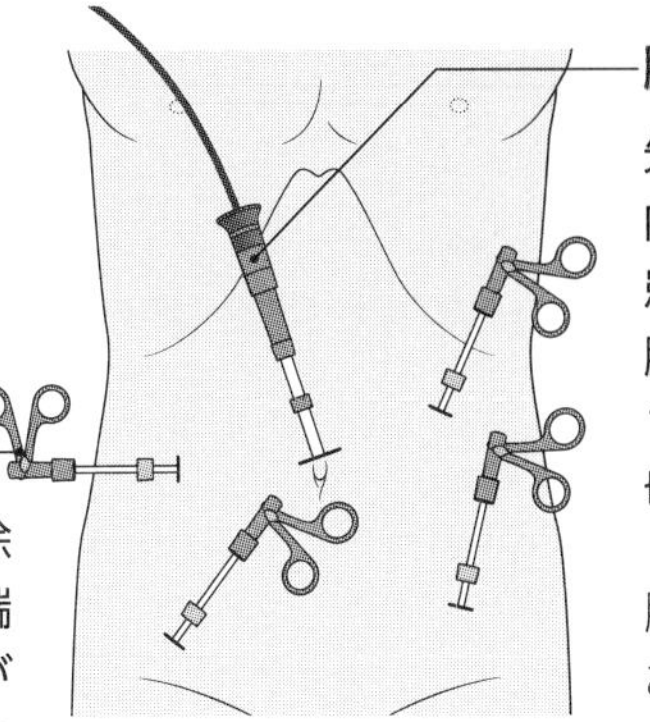

腹腔鏡

先端にカメラが内蔵されており、患部を映す。腹腔鏡の直径は約12mm。おへそを切って挿入する

鉗子

患部を挟んだり、切除するための器具。先端に切除用の電気メスがついているものもある。おなかを1～2cm切って挿入する

腸を切除したら、おへそを7～8cmほど切って腸をとり出す

手術の様子▼

腹腔鏡の先端のカメラで患部を映し、モニターで確認する

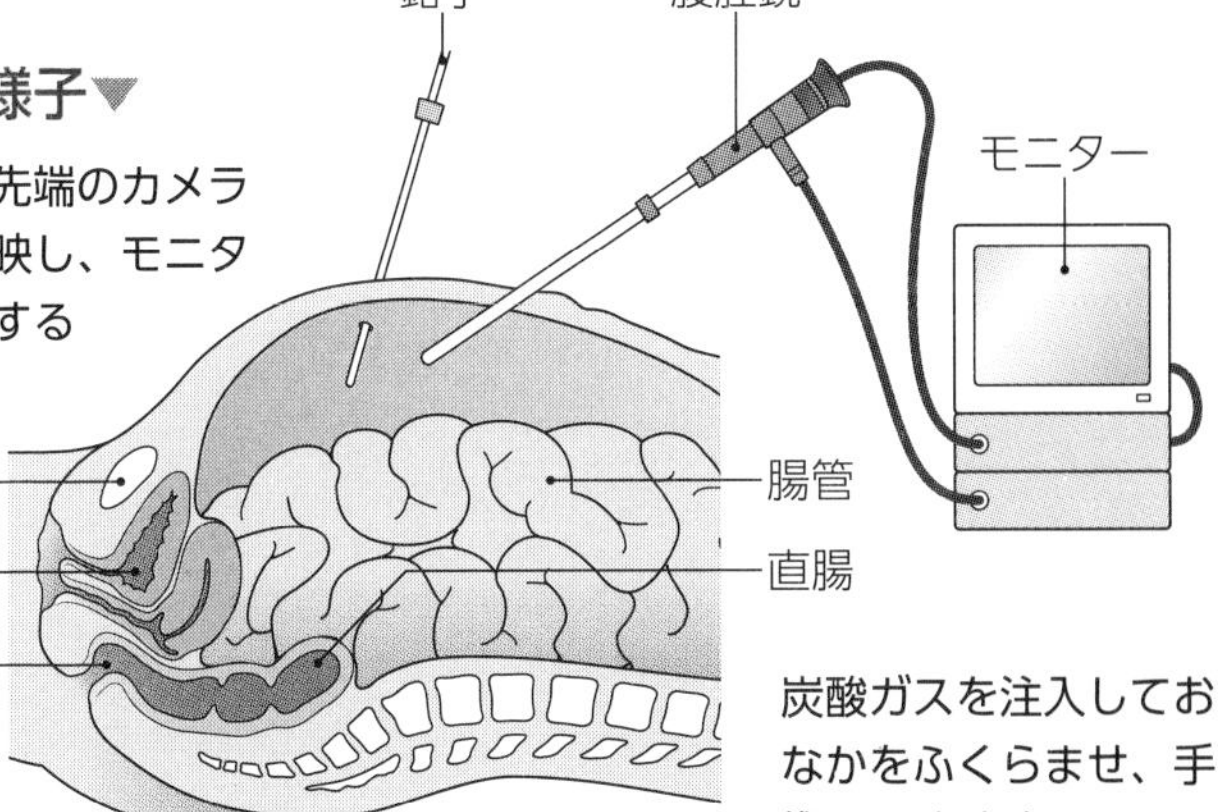

炭酸ガスを注入しておなかをふくらませ、手術しやすくする

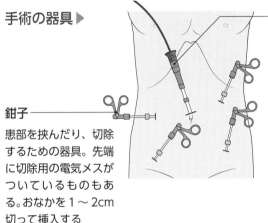

引き離します。そして通常の手術と同じように、リンパ節を血管といっしょに切除します。がんがある部分を中心に前後10㎝ほどを切除し、残った腸をつなぎます。
手術の所要時間は開腹手術より長めで、3～5時間が目安です。

●主な治療対象

結腸がんでは、ステージ0～Ⅰという早期がんだけでなく、ステージⅡ以降の進行がんも受けられます。ただ、がんの位置や進行度、患者さんの肥満度、開腹手術歴などにより、受けられないこともあります。たとえば、過去に開腹手術を受けたことがあって癒着が予想される場合や、巨大ながんがあり周囲の臓器も切除が必要な場合などは、開腹手術になることがあります。

一方、直腸がんの腹腔鏡手術はややむずかしい手術で、まだ一般的ではありませんが、近年は直腸がんに対する腹腔鏡手術も著しく増えています。ロボット支援下手術（↓Q15）や経肛門的直腸間膜《かんまく》切除術（TaTME↓Q13）という新しい方法も可能で、健康保険が適用されています。

なお、腹腔鏡手術はがんの進行度を含め、適用外条件（肥満や癒着のある人など）がガイドラインで定められています。また、医師の高度な技術が必要な手術法なので、こうした点をよく理解し、医師とよく相談して選択することが大切です。

Q15 ロボット支援下手術とは何ですか？

ロボット支援下手術とは、**医師（術者）がカメラで映し出された画像をみながら、ロボット本体を使って手術を進める方法**です。術者の手の動きが、そのままロボットのアームの動きになり、カメラも手術器具も手振れ補正機能が備わっていて、正確に動かせます。そのうえ、手術器具にも関節があり自由に曲げられるため、人の手ではできない動きも可能で、また精密な手技もおこなえます。

直腸の周囲には重要な神経や臓器がありますが、ロボット支援下手術によって、がんを切除しつつ、神経や臓器を傷つけずに温存できることが期待できます。ロボット支援下手術の治療成績は、開腹手術や腹腔鏡手術と同等であると報告されています。一方、合併症の頻度は十分な検証がなく、今後明らかになるでしょう。

結腸がんと直腸がんでは健康保険が適用されているため、腹腔鏡手術と同じ治療費で治療をうけることができます。

Q16 広範囲のがんを切除する方法はありますか？

大腸がん、とくに直腸がんがかなり進行し、**膀胱《ぼうこう》や生殖器に広範囲に広がっている（浸潤《しんじゅん》している）場合、「骨盤内臓全摘術」がおこなわれる**ことがあります。直腸と膀胱、尿管、さらに男性では前立腺や精のう、女性では子宮や膣《ちつ》、卵巣をひとかたまりにして切除する方法です。人工肛門のほか、小腸を利用した人工膀胱（回腸導管《かいちょうどうかん》）をつくって、便と尿を別々に排出する必要があります。

骨盤内臓全摘術は、長時間にわたる大きな手術ですから、患者さんに体力があり、全身状態がよい場合などに、治療が可能です。術後は、排便機能、排尿機能、性機能を失い、人工肛門や人工膀胱のケアを身に着ける必要があります。また、手術の難易度が高く、高度な技術をもつ医療チームが必要なので、どの医療機関でも受けられる治療法ではありません。医師に、手術と術後の生活について十分な説明を受けたうえで、納得して治療を選ぶ必要があります。

Q17 内視鏡治療の方法を教えてください

内視鏡治療とは、おなかを切らず、肛門から内視鏡（大腸ファイバースコープ）を挿入して治療する方法で、大腸がんの治療法のなかでも患者さんの体への負担がもっとも軽い方法です。がんの大きさは問わず、がんが粘膜内か粘膜下層へ軽度（1㎜以内）にとどまっており、リンパ節転移がないものが対象です。また、高齢による体力不足や心臓の持病などの理由で、手術が受けられない人も対象になることがあります。

●治療の流れ　内視鏡検査と同様に、内視鏡を肛門から挿入します。内視鏡の先端にはカメラのほか、鉗子《かんし》や切除用の器具を入れることができる装置も内蔵されています。麻酔を使うかどうかは、人によって異なります。内視鏡のカメラでとらえた映像はモニターに映し出されます。これをみながら、がんを確認し、切除します。

●がんを切除する方法　内視鏡治療でがんを切除する方法は、「ポリペクトミー」「EMR（内視鏡的粘膜切除術）」「ESD（内視鏡的粘膜下層剥離術《はくりじゅつ》）」の3通りがあります（左記参照）。がんのタイプ、大きさによって適した方法でおこなわれます。

2㎝未満のがんは、ポリペクトミーかEMRが選ばれます。主にきのこ状に隆起したがんにはポリペクトミーが、主に平坦な表面型のがんや大きくて茎のないがんにはEMRがおこなわれます。がんが2㎝以上あり、EMRでは一括で切除できないものには、ESDがおこなわれます。

がんの切除は、高周波電流を使って焼き切る方法が一般的ですが、1㎝未満のがんには「コールドポリペクトミー」といって、電流を使わない方法もあります。電流を使わないことで、出血したり消化管に孔《あな》があいたりする合併症が少なくなります。

●追加治療

治療後は切除したがんを病理検査します。ここで、リンパ節転移の危険性がある場合は、根治を目指して手術に踏みきることもあります。リンパ節転移の危険性がある場合とは、「粘膜下層の深い部分（1㎜以上）まで広がっている」「切除した腫瘍《しゅよう》が悪性度の高い低分化腺《せん》がんなどである」「がん組織内の血管やリンパ管の中にがん細胞がある」「がんが深部で周囲の組織へ散らばっている」という状態です。

一方、がんが粘膜にとどまっており、切除した切り口にがんがないときは、治療を終了し、定期検診を受けることになります。

内視鏡治療の切除方法

内視鏡治療で、がんを切除する方法は3つあります。がんのタイプ、大きさによって適した方法でおこなわれます。

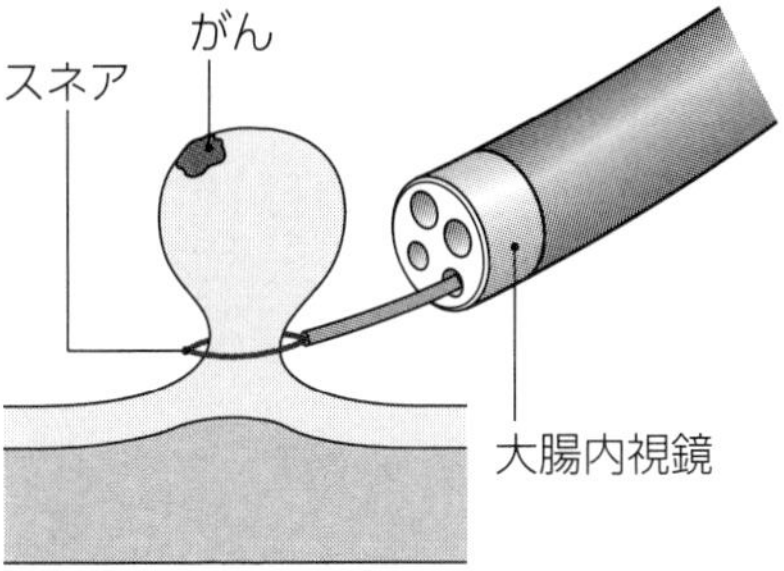

がんの茎の部分にスネアをひっかける

◀ポリペクトミー

スネアという金属製の輪をがんの茎の部分にかけ、徐々にスネアを締め、高周波電流を流して茎を焼き切る。コールドポリペクトミーでは、電流を流さずスネアを締めて茎を切る

EMR ▶

内視鏡の先から、生理食塩水かヒアルロン酸ナトリウムを、粘膜下層に注入する。スネアをかけて輪を締め、高周波電流で焼き切る

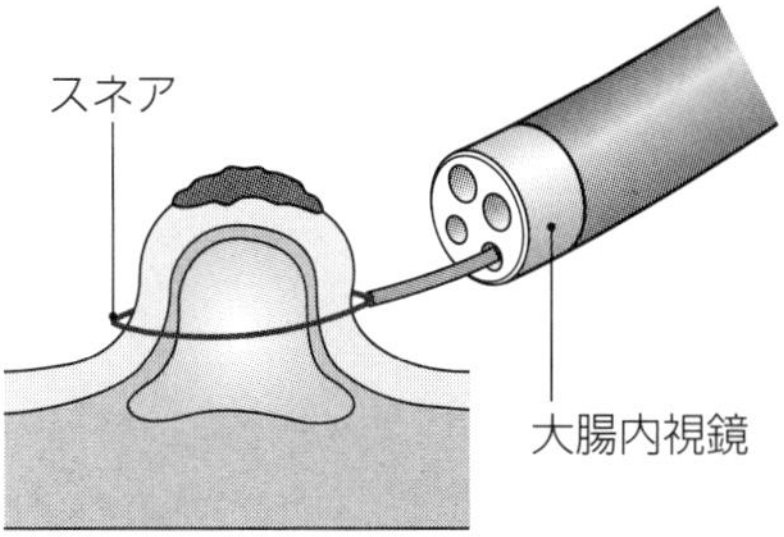

生理食塩水なども内視鏡から注入する

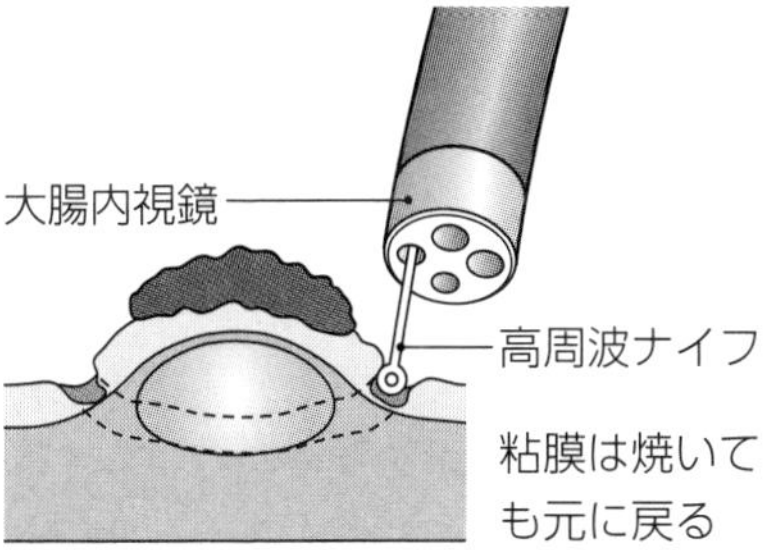

◀ ESD

がんの周囲、粘膜下層にヒアルロン酸ナトリウムを注入する。専用の高周波ナイフで病変周囲を切開して、粘膜下層をはがす

Q18 薬物療法と放射線療法について教えてください

大腸がんでは、薬物療法と放射線療法は、手術の補助としておこなう場合と転移を有する進行がんや再発に対しておこなう場合があります。補助療法は、抗がん剤などを使う薬物療法と、薬物療法と放射線療法を併用した化学放射線療法に大きく分けられます。大腸がんでは、薬物療法を術後におこなうのが主流で、がんを小さくするために術前におこなう場合もあります。直腸がんでは、手術前に化学放射線療法をおこなう場合もあります。ここでは、主に術後の薬物療法について説明します。

●術後補助薬物療法の対象

ステージⅡで再発のリスクが高い場合や、ステージⅢの場合です。腎臓《じんぞう》や肝臓《かんぞう》などの機能が十分にあることも条件です。

手術後に補助療法をおこなう目的は、再発予防です。手術ではできるだけがんをとり除きますが、目にみえないがん細胞が残っている可能性があります。術後の病理検査で確定された進行度によって、再発の危険性が高いと判断されたらおこなわれます。

●**術後補助薬物療法の進めかた**　手術後に時間が経過しすぎては効果が弱まるため、術後4～8週以内にはじめます。期間は患者さんによりますが、原則として6ヵ月間です。最近は外来でおこなえるので、2～3週ごとの通院ですみます。

●**使われる薬**　大腸がんの術後補助療法で使うのは抗がん剤で、術前補助療法では分子標的薬を組み合わせて使うこともあります。抗がん剤は、がん細胞の増殖をおさえてがんを小さくしたり、進行を遅らせたりする働きがあります。分子標的薬は、がん細胞の増殖に関わる部分に働きます。副作用は薬でできるだけ防ぎますが、気になることは主治医に報告しましょう。

●**補助療法以外の薬物療法や放射線療法**　薬物療法には、肝転移・肺転移などを有する進行がんに対する方法もあります。この場合、抗がん剤や分子標的薬だけでなく、「免疫《めんえき》チェックポイント阻害薬《そがいやく》」という新しい薬を含む、3～4種類の薬を組み合わせた薬物療法が、一定期間実施されます。分子標的薬と免疫チェックポイント阻害薬は、がん組織の遺伝子を調べて使う薬を判断されます。

骨転移や脳転移の治療として、放射線療法がおこなわれることもあります。骨盤内の局所再発時は、「重粒子線《じゅうりゅうしせん》治療」が可能な場合もあります（→Q19）。

Q19 重粒子線治療は受けられますか？

重粒子線《じゅうりゅうしせん》治療は、放射線療法のひとつです。従来の放射線療法と違い、がん細胞だけを狙い撃ちできるため、周囲にある消化管や膀胱《ぼうこう》などの臓器、組織への影響が少ないのが特長です。また、エックス線や陽子線《ようしせん》では効果がないがん細胞にも、強い効果があります。

大腸がんに最も効果があるのは手術ですから、最初の治療で重粒子線治療を選択することはできません。**重粒子線治療は、手術後に再発したものの、がんが骨盤内にとどまっている人が対象で、健康保険も適用されています。**とくに直腸がんの骨盤内の局所再発治療で効果を上げています。ほかにも、術後におなかのリンパ節に再発した場合も、先進医療として認められています。

重粒子線治療は特別な設備が必要で、日本国内では7ヵ所の医療機関にしかありません（2022年10月時点）。治療を受けたい場合は、主治医と相談しましょう。

Q20 大腸ステントとはどのような治療法ですか？

大腸がんでは、がんによって腸がふさがり、腸閉塞《ちょうへいそく》を起こすことがあります。このとき、長いチューブを肛門から挿入したり、一時的に人工肛門をつくったりして便を体外に出しましたが、術後の合併症も多く、患者さんの負担が大きいものでした。

そこで、登場したのが、**内視鏡で、閉塞している大腸にステントを挿入して狭窄《きょうさく》を広げる方法**です。ステント挿入の合併症として、まれに腸に穴が開くことなどがあります。

治療後は閉塞がなくなり、食事ができ自然に排便ができるようになります。全身状態を改善しつつ、大腸の検査を進め、通常の大腸がんの手術が安全にできるようになります。

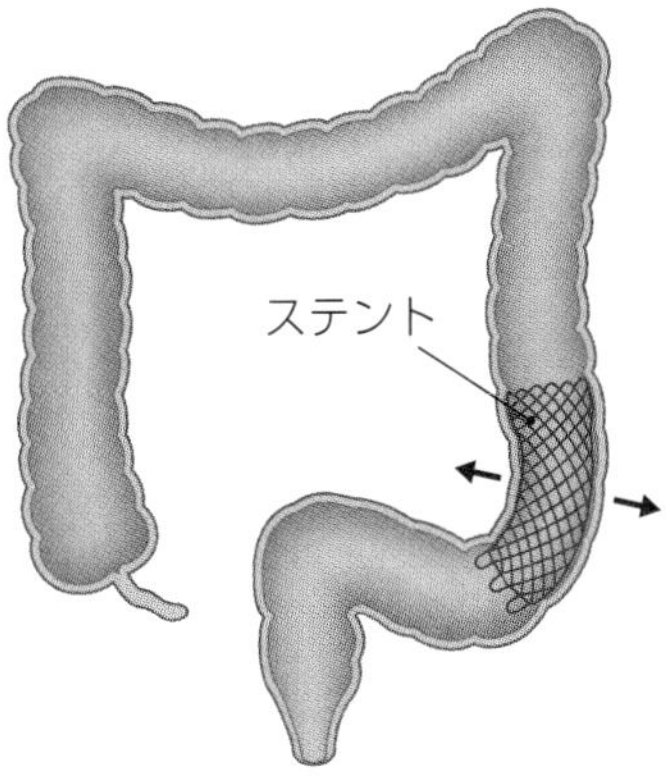

閉塞部にステントを挿入し、
狭窄部を広げる

ストーリー 2

セカンドオピニオンをとることにした

がんの治療は手術が基本で、直腸がんでは人工肛門になる可能性も。Aさんも治療法を選ぶときに、非常に悩みました。

あらすじ

症状があり、内視鏡検査を受けたAさん。直腸がんと診断され、手術が必要と主治医に言われました。

❶

主治医から、完全にがんをとりきるには、直腸と肛門を切除する手術がよいと提示されました。Aさんは悩み、家族や友人にも相談しました。

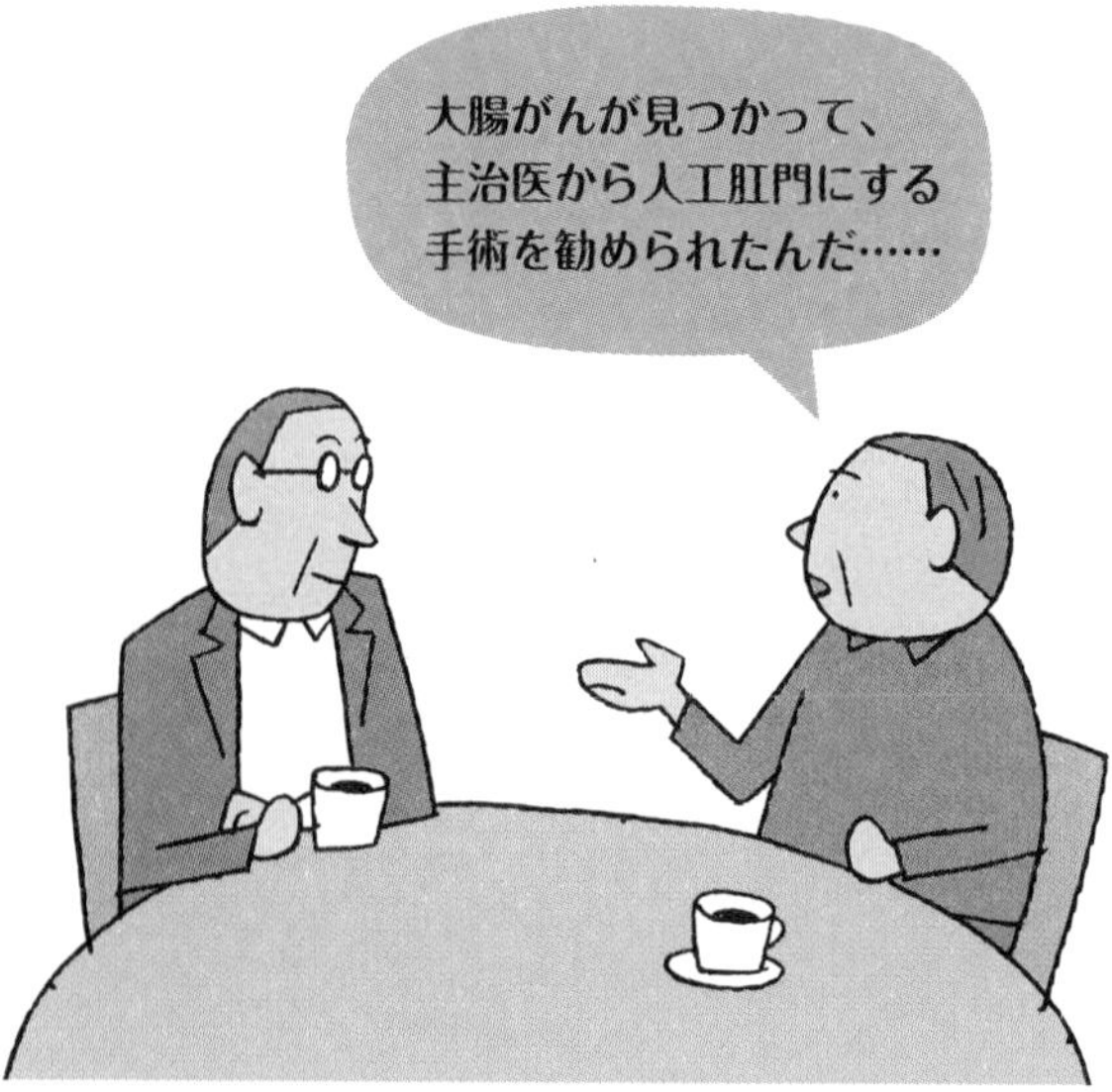
大腸がんが見つかって、
主治医から人工肛門にする
手術を勧められたんだ……

友人に相談したところ、セカンドオピニオンを勧められた

❷

自分でも大腸がんの本を買って読んだり、インターネットで調べてみたりしました。すると、肛門機能を温存できる手術法があることを知りました。

❸

別の治療法を選択できないのか、Aさんは主治医に質問することにしました。聞きたいことや不安なことをノートに書き出して、受診日にそなえました。

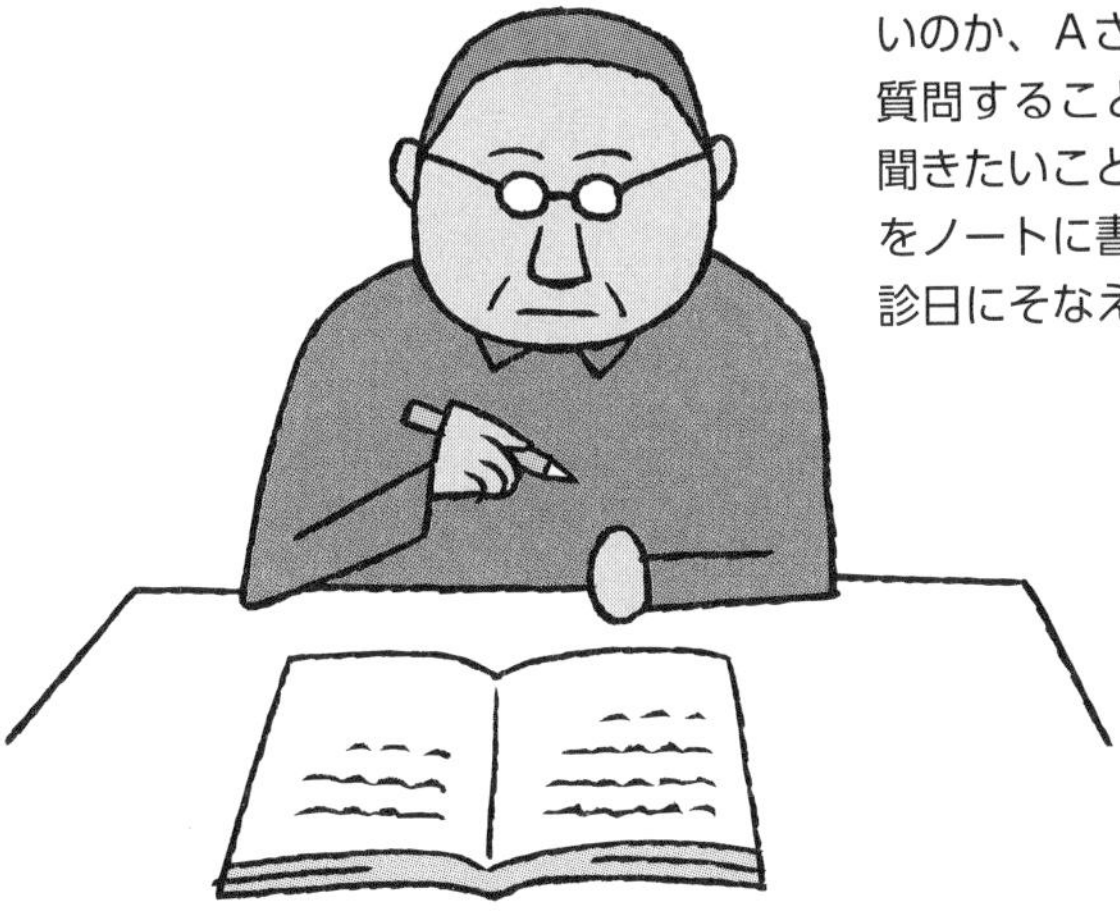

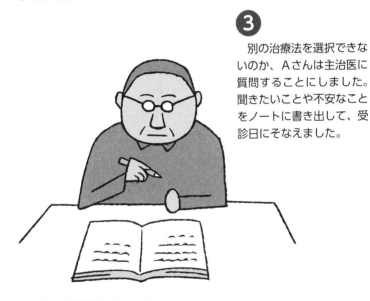

主治医への質問をノートに書き出したら、自分でも頭を整理しやすくなった

POINT

疑問や不安な点はまず主治医に聞きます。主治医の説明に納得しきれないときに、はじめてセカンドオピニオンを検討しましょう。

4

主治医はＡさんの質問に、一つひとつていねいに答えてくれました。がんの根治性と術後の生活も考えると、人工肛門をつくるのがベストだということは理解できました。

5

頭では理解できたものの、手術や人工肛門になることを考えると不安でいっぱいになり、夜も眠れなくなることがありました。

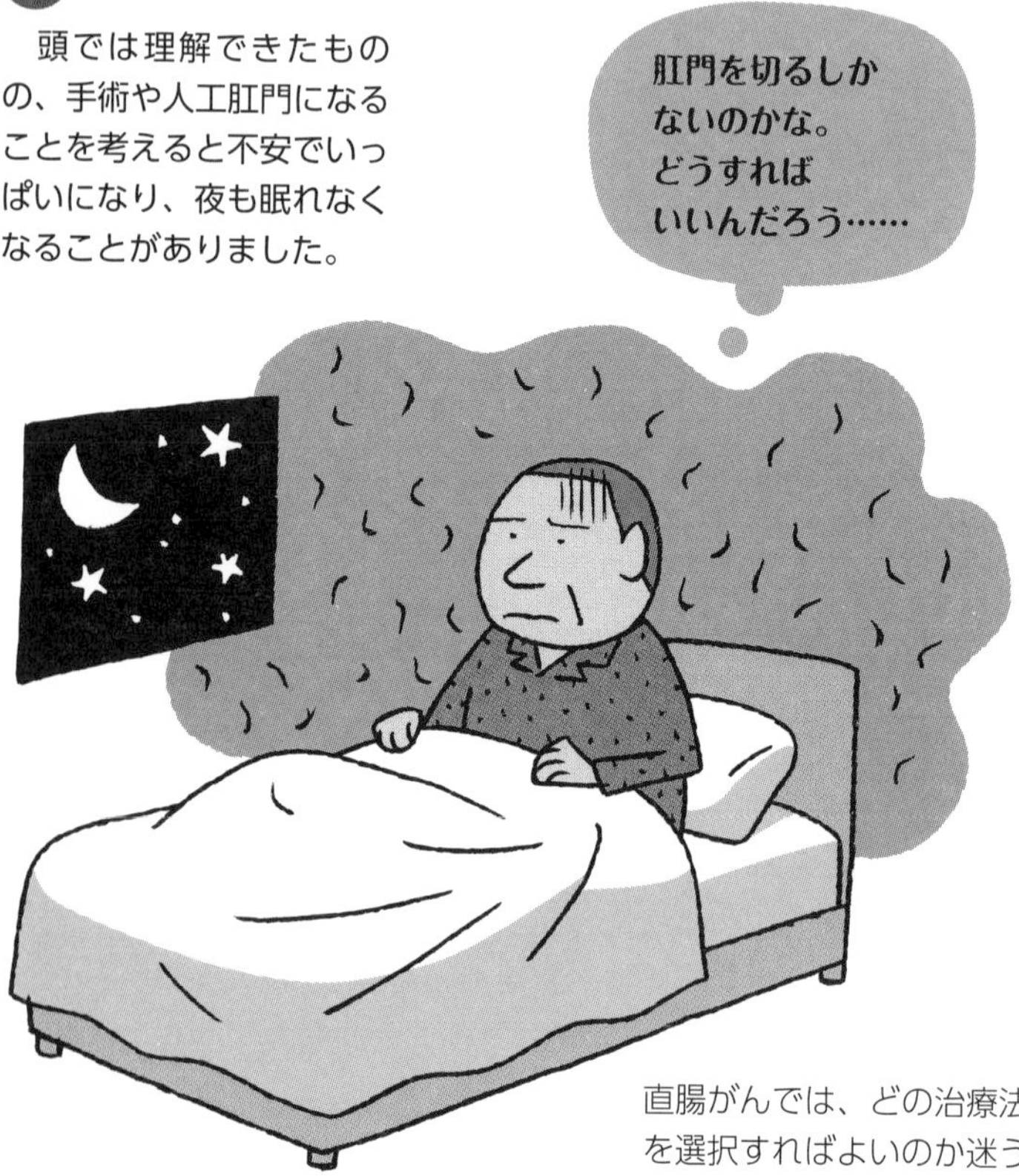
肛門を切るしかないのかな。どうすればいいんだろう……

直腸がんでは、どの治療法を選択すればよいのか迷う患者さんは少なくない

❻

悩んだ末、Aさんは思いきってセカンドオピニオンをとることにしました。自分で医師を探し、主治医にも報告して必要な書類と検査画像などをそろえてもらい、受診しました。

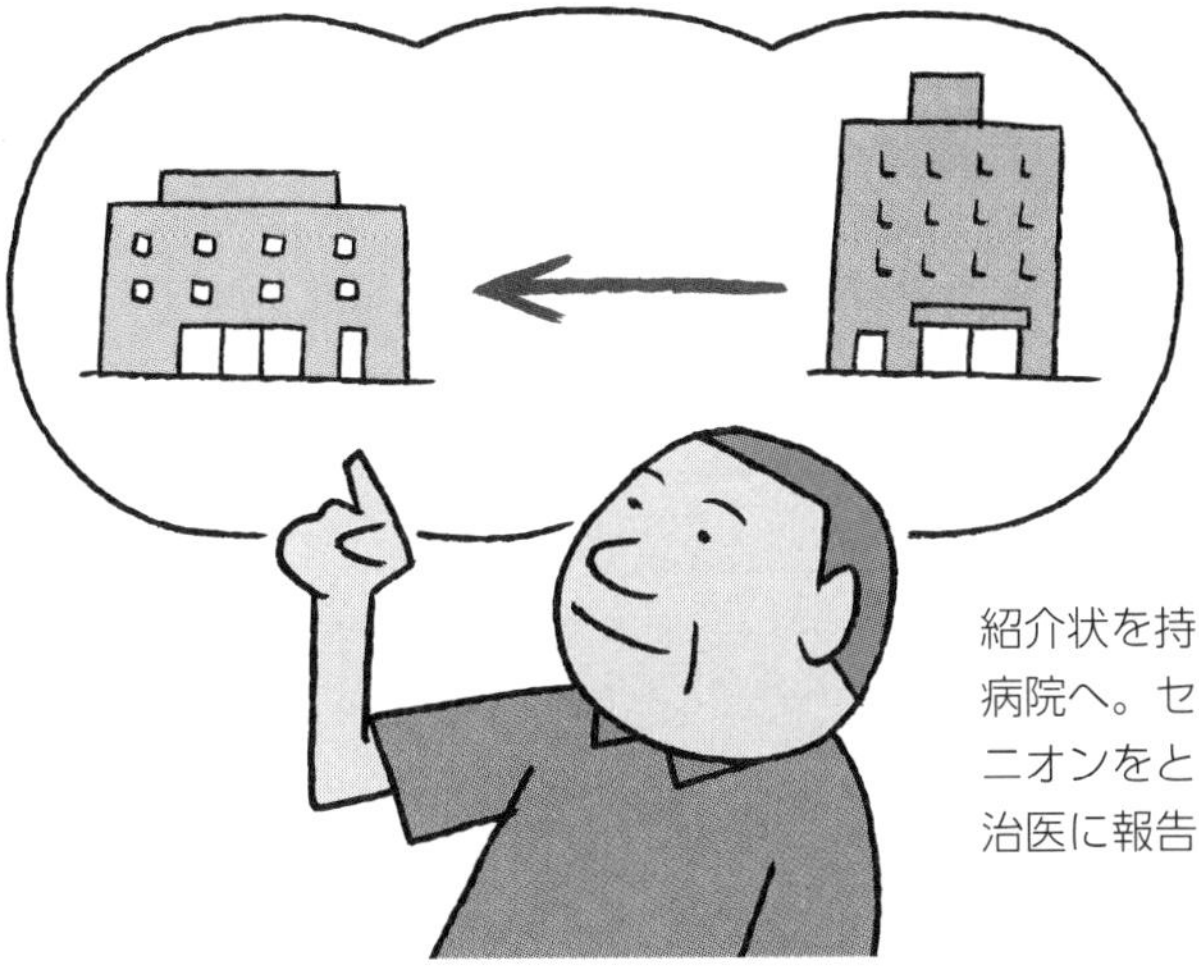

紹介状を持って、別の病院へ。セカンドオピニオンをとったら、主治医に報告する

❼

セカンドオピニオンの結果、肛門機能を残す手術が受けられる可能性があることがわかりました。そこで、この結果をもとに主治医と改めて話し合いをすることにしました。

医師からひとこと

どの治療法でもメリットとデメリットがあり、治療法の選択で迷う患者さんが多いのは事実です。それらを理解したうえで、自分が納得できる方法を選ぶことが重要です。

Q21 治療法を選ぶときのポイントを教えてください

ひと口に大腸がんといっても、結腸と直腸では治療法の選びかたはかなり違います。とくに直腸がんでは、肛門機能を残せるかどうかが焦点になります。

● **結腸がん**　結腸は長いので、一部を切っても術後の生活への影響はあまりありません。位置的にも手術をしやすく、治療の選択がむずかしいケースは少ないでしょう。基本的には、**進行度に応じて、ガイドラインで示されている治療方針に基づき、患者さんの体力などを考慮しながら**医師が提案します（↓Q8）。

がんが複数ある場合や非常に大きい場合には治療の選択に迷うことがありますが、主治医と相談して決めていきます。

● **直腸がん**　結腸よりも短く、骨盤内にあって、ほかの臓器や神経などが近いため、後遺症が出る可能性があり、選択がむずかしくなります。がんの位置や進行度によっては術後、人工肛門になる場合があることも、選択のむずかしさを生んでいます。

ガイドラインで示されている治療方針は、進行度に応じて内視鏡治療か手術か、手術ならリンパ節はどの程度までとるかというところまでです。直腸がんの手術では、さらに肛門を切除する必要があるかどうかを検討しなければいけません。いくつかの切除方法があり、がんの位置や進行度に応じて患者さんごとに適した方法を医師から提案されます（↓Q12、Q13）。肛門を切除する場合は、おなかに人工肛門を造設することになり、術後は人工肛門に対するケアが生涯必要になります。

人工肛門にするか、肛門を温存するかには、選択の余地がない場合もあります。しかし近年では、**手術が進歩して肛門機能を温存できるケースが増えている**ので、まずは主治医の話をよく聞きましょう。主治医の診断や治療法の選択に納得できないときは、セカンドオピニオンをとる方法もあります。

いちばん重要なのは、一度の手術でがんをとりきることです。無理に肛門を残しても、排便障害が残り、かえって日常生活に支障をきたす場合もあります。患者さんの年齢やふだんの生活によっては、必ずしも温存がベストではないこともあるのです。肛門を残しても切除しても、それぞれメリットとデメリットがあることを正しく理解し、納得して治療を受けることが大切です。

Q22 肛門を切除したら、人工肛門はどこにつくりますか？

人工肛門は、おなかにつくります。パウチという袋をつけて便を受け止める必要があるため、体の動きなどで袋がはがれないような位置に人工肛門をつくる必要があります。患者さんのライフスタイル、体型などを考慮して、手術前に適切な位置を割り出し、マーキングします。基準は、次のとおりです。

- **あらゆる姿勢で、皮膚のしわや手術の傷跡、骨の出っ張り、へそに影響されない位置。**仰向けに寝たとき、座ったとき、立ったとき、前屈したときなど
- **座った姿勢で、自分自身の目で確認できる位置。**肥満している人はおなかで、女性では自分の乳房で、視界がさえぎられない位置
- **人工肛門のまわりに平らな部分が確保できる位置。**パウチをしっかり貼れる位置
- **帯やベルトなどをさけられる位置**

よく着る服装によっても適切な位置は変わるため、医師や看護師と相談しましょう。

Q23 直腸がんで肛門機能を残すか悩みます……

直腸がんの手術で肛門を温存すると、頻便《ひんべん》など排便の変化が出てくる可能性があります。人工肛門をつくってケアすることと、排便の変化に対応することのどちらがより自分のQOLを保てるかを考えてみましょう。やみくもに人工肛門を拒絶するのではなく、肛門を**残しても切除しても、それぞれメリットとデメリットがあることを、正しく理解する**ことが大切です。

直腸がんの手術では、がんの位置や進行度によっては肛門を切除しなければならないことがあります。そのため、肛門を温存できるのかどうか、非常に心配する人が多くみられます。がんというだけでなく、人工肛門になるかもしれないことで、二重にショックを受ける人も大勢います。

近年では、手術が進歩して肛門機能を温存できるケースが増えているので、まずは医師の話をよく聞きましょう。

Q24 診断後、すぐに治療法を決めなければいけないのですか？

診断後、その場で治療法を決断する必要はありません。医師から治療法を提案され、もし迷うようなら、どれくらいまでに決定したほうがよいかをたずねましょう。医療機関の規模などにもよりますが、手術などの治療には順番待ちがあります。場合によっては、確定診断から1週間程度で治療をおこなうところもあります。腸閉塞《ちょうへいそく》など不測の事態が起こって、緊急手術が必要になることもあります。一般的に2週間～2ヵ月後、多くの場合1ヵ月ほどあとになります。

確定診断後の1ヵ月間程度で準備をしながら、治療法を決めていきます。ただし、治療予定日が近くなってから変更を希望するのは、あまりよくありません。とくに、治療予定日が近くなってからセカンドオピニオン（→Q25）をとることはさけます。治療に向けた準備がむだになってしまうからです。また、患者さん自身も短時間で決断を迫られることになるので、有益とはいえません。

Q25 セカンドオピニオンをとるときのポイントを教えてください

結腸がんに比べて、直腸がんではセカンドオピニオンをとる人が多くみられます。これまでに解説したとおり、直腸がんの手術では、肛門機能の温存をめぐって治療の選択に悩む患者さんが多いためでしょう。主治医の説明を十分に聞いても、まだ納得しきれないくらい、悩ましい選択だということです。

セカンドオピニオンをとるときのポイントは次の3つです。

●ファーストオピニオンを理解　まず、主治医の第一の意見（ファーストオピニオン）をしっかりと理解することが重要です。がんの位置や数、進行度などの説明を受け、治療法の選択肢を提示してもらいます。

主治医の話のなかで疑問や不安があれば、主治医にたずねます。もっとくわしく聞きたいことがあればノートなどにまとめておき、後日でもよいので、遠慮なく質問しましょう。家族も同席してもらい、治療法や術後の生活の変化などを聞いておきます。

●主治医に書類を提供してもらう

ファーストオピニオンを理解したうえで別の医師の診断や意見を聞きたいときは、主治医にセカンドオピニオンをとりたいと伝えて、診療情報提供書や紹介状、検査画像など、セカンドオピニオンに必要な書類を用意してもらいます。紹介状などの提供には健康保険が適用されます。

セカンドオピニオンをとる医療機関は、自分で探す方法と、主治医に紹介してもらう方法があります。大腸がんの治療経験の豊富な専門医がいる医療機関を選ぶのが一般的で、肛門機能を残したい場合は肛門機能温存術を多くおこなっている医療機関など、目的に応じて選ぶのもよいでしょう。自分で予約をとって受診してください。セカンドオピニオンは全額自己負担ですから、予約時に金額も確認しておくと安心です。受診前に、主治医の説明や自分が質問したいことをまとめておくとよいでしょう。

●主治医に報告する

セカンドオピニオンをとったら、その結果も含めて主治医に報告します。ファーストオピニオンとセカンドオピニオンが異なる場合は悩みが深くなるかもしれませんが、家族や主治医と十分に話し合い、決断します。

治療は、基本的に主治医のもとで受けます。別の医療機関で治療を受ける場合は、主治医と転院先に確認をとり、診療情報などを引き継いでもらいます。

Q26 セカンドオピニオンをとりたいと言い出しにくいのですが……

セカンドオピニオンをとりたいときは、必ず主治医に相談してからにしましょう。

患者さんは、主治医が気を悪くするのではと考えるかもしれませんが、医師はセカンドオピニオンの必要性を理解しています。主治医に無断で受診し、その結果を主治医に話して治療法を変えたいなどと話をするほうが、信頼関係がくずれる原因になります。セカンドオピニオンをとるときは、最低限のマナーを守りましょう。

また、セカンドオピニオンには、主治医の診療情報提供書や検査画像などが必要です。そうした医学的・客観的な情報がないと、セカンドオピニオンの担当医は正確な判断ができないためです。遠慮せず主治医に申し出てください。

一方、すでに十分な診断が出ているのに、より大規模な医療機関でセカンドオピニオンをとりたがる人がいます。医療機関の規模の大小よりも主治医の話や診断に納得できるかどうかで考えるほうが重要です。

Q27 入院スケジュールを教えてください

大腸がんの場合、内視鏡治療、腹腔鏡《ふくくうきょう》手術など治療法によって入院期間が異なります。以前に比べて短くなっていますが、治療法を選ぶときには入院期間も主治医に確認しておくと安心です。休職する際は、その手続きなども忘れないようにします。

入院は手術などの前日〜2日前が一般的です。手術などの準備をおこなうので、前もって入院します。主治医や看護師から術前の説明を受けます。治療前日の夕食後に下剤を服用し、大腸を空にしておきます。当日は、朝食をとりません。

● **内視鏡治療**　手術よりも入院期間が短く、治療後も比較的早く食事を再開できます。ポリペクトミーとEMRの治療時間は30分〜1時間。日帰りでの治療が可能ですが、入院でおこなう場合、入院期間は1〜2日です。治療後は退院日まで出血の有無を確認します。ESDの治療時間は1〜2時間で、3〜5日入院します。出血のほか、消化管に孔が開く「穿孔《せんこう》」のおそれがあるので、退院日まで出血や穿孔による腹痛の有無を確認し、血液検査とエックス線検査を受けることがあります。

切除されたがんは、病理検査に回されます。病理検査によってリンパ節転移のリスクの有無が確認され、転移のおそれがあるときは後日、追加で手術をおこないます。

●手術　点滴を開始し、手術室に移動して、全身麻酔をかけたら手術を開始します。結腸がんの腹腔鏡手術は3～5時間程度、開腹手術は2～4時間程度かかります。直腸がんの手術では、それぞれさらに1～2時間長くかかります。手術後は終日、集中治療室で経過を観察します。出血の確認やリンパ液の排出などのために、おなかには管（ドレーン）が入っていますが、問題なければ数日で抜去されます。

手術翌日に一般病棟に戻り、血液検査やエックス線検査を受け、飲水や歩行練習もはじめます。術後の癒着《ゆちゃく》や腸閉塞《ちょうへいそく》を防ぐためにも、許可が出たら可能なかぎり積極的に病棟内を歩きましょう。2日目以降に体の状態をみながら食事をとりはじめます。

開腹手術のほうが、おなかを切り開くぶん、術後の痛みがやや強く、腸管運動の回復が腹腔鏡手術より遅れます。どちらの手術方法でも、背中に入れたカテーテルから麻酔薬を入れたり（硬膜外《こうまくがい》麻酔）、鎮痛薬をのんだりして痛みをコントロールします。

入院期間は、腹腔鏡手術は7～10日間、開腹手術は約10日間です。

Q28 退院前に確認すべきことは何ですか?

入院中はすぐ近くに主治医や看護師がいますが、**退院後は自分で体調管理をしていくことになります。**不安を減らすためにも、退院後の生活に備えることが大切です。どんなことに注意すべきか、退院前に主治医や看護師に確認しておきましょう。

一般に退院日が決定すると、主治医からがんの進行度や状態、手術の内容、現時点の病状、今後の治療方針などについて説明があります。その際に注意点も聞けるので、メモをとるなどして、しっかり把握しましょう。看護師からは生活上の注意点やアドバイスが受けられます。日常生活の悩みごとは、看護師に質問するのもよいでしょう。

術後しばらくのあいだは、腸の機能がまだ回復しきっていないため、排便に関連してさまざまな変化が現れます。なかには要注意のサインもあるので、主治医の指示をよく聞いて対処できるようにしておきましょう。

● **体調不良の見分けかた**　激しい下痢《げり》や腹痛、おなかの張り、血便など、症状によっては緊急に受診が必要なケースもあるので、主治医に確認します。そういうときのためにも、入院中に腹痛や下痢などがあったら必ず主治医や看護師に報告し、退院後はどのように対処すればよいか聞いておきましょう。

●薬の作用とのみかた 処方された薬の種類と作用を正しく理解し、用法と用量を守ってのみ忘れがないようにします。また、持病で継続服用している薬があれば、主治医に報告をし、いつから再開してよいか、聞いておきましょう。退院してからも市販薬は勝手に服用せず、主治医に相談してください。

●緊急時の連絡先 術後は、急に体調が悪くなったり、主治医に至急確認をとったほうがよい症状が現れたりすることがあります。緊急時の連絡先や、応急処置を受けられる医療機関を事前に確認しておきます。

ほかにも、トイレの変化や生活の変化を把握しておくことが重要です。

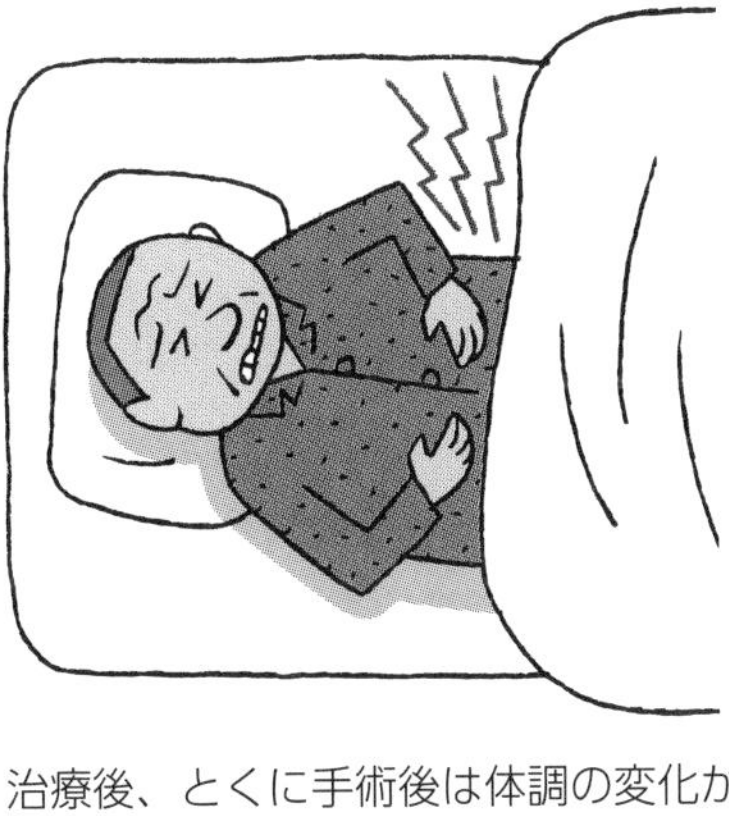

治療後、とくに手術後は体調の変化が起こりやすい。腹痛などがあったらすぐに報告する

Q29 医療費の補助は受けられますか？

大腸がんの治療を受けると、費用が高額になることがあります。「高額療養費制度」または「限度額適用認定証」を利用すると、出費をおさえることができます。

● **高額療養費制度**　保険診療にかかる自己負担額が一定の限度額を超えたとき、超過額が支給される制度です。いったん高額になった医療費を支払い、あとで申請することで、超過した分が数ヵ月後に還付されます。しかし、一時的ではあっても、高額の費用を支払うことは大きな負担となります。

● **限度額適用認定証**　事前に医療費が高額になり、自己負担額が限度額を上回ることがわかっている場合は、「限度額適用認定証」が利用できます。医療機関の窓口で認定証を提出することで、ひと月に支払う自己負担額が限度額までになります。

これらの制度は、加入している健康保険の担当窓口に申請すれば利用できます。詳細がわからなければ、医療機関のソーシャルワーカーに相談するとよいでしょう。

3

トイレの変化に対応する

Q30 手術後、排便にはどのような影響が現れますか？

大腸がんで手術を受けたあとは、腸の働きにも影響が及ぶので、手術した部位や人工肛門かどうかにかかわらず、便の状態や排便の回数などに変化が現れます。主に、下痢《げり》や軟便、失禁（便がもれる）などの症状が起こることがあります。術後にはよくあることで、対処法もあります（→Q32～35）。慣れればうまく対処できるようになりますので、あまり心配をしないでください。

手術で大腸を切除した部位によって、術後に現れる症状に特徴があります。症状の程度は個人差が大きいので、入院中の排便の様子をみながら、主治医と相談して自分流の対処法を考えます。まずは、手術の部位別に現れやすい症状を知っておきましょう。

● **上行結腸《じょうこうけっちょう》、横行結腸《おうこうけっちょう》、下行結腸《かこうけっちょう》の術後**　手術後は一時的に水様便《すいようべん》や軟便になりますが、時間の経過とともに術前の状態に戻ります。術後の排便回数は1日に2～4回程度で、徐々に減ります。腸の働きが乱れると下痢や便秘になりやすく、まれに腸閉《ちょうへい》塞《そく》が起こることがあるので、腹痛などが現れたらすぐ受診してください（→Q35）。

● **S状結腸、結腸に近い直腸（上部直腸）の術後**　手術後は一時的に水様便や軟便になりますが、時間の経過に伴って術前の状態に戻ります。術後の排便回数は1日に3～6回程度で、徐々に減ります。ほかの結腸と同様に、腸の働きが乱れると下痢や便秘になりやすくなり、一度に便を出しきれないのが特徴です。

● **肛門側の直腸（下部直腸）の術後**　肛門機能を温存した場合でも人工肛門にした場合でも、手術直後は1日に7～8回程度の排便があります。直腸を切除すると便をためられる量が減り、また便が腸に停滞しやすくなるため、その後も1日に2～5回程度の頻便《ひんべん》になります。肛門機能を温存したら下痢のときは便がもれやすく、紙パンツをはくなどして対処することもあります。

● **直腸がんでは尿が出にくくなる人もいる**　直腸がんでは、術後に排尿に影響が出ることもあります。手術で排尿をコントロールする自律神経を切除した場合、尿意がわからない、自力で排尿できない、残尿感《ざんにょうかん》がある、尿をもらすといった症状が出ることがあります。程度によりますが、尿とりパッドをつけたり、「自己導尿《どうにょう》」といって自分で尿道から膀胱《ぼうこう》にカテーテルを入れて排尿をしたりして対処します。

Q31

排便の影響は、どれくらい続きますか?

退院したからといって、腸の働きがすぐに元に戻るわけではありません。個人差がありますが、退院後も数週間から数ヵ月は機能が安定せず、退院後も下痢《げり》や頻便《ひんべん》といった症状が続きます。

手術部位にもよりますが、早い人なら術後2~3ヵ月で、通常でも半年から1年ほどで落ち着いてきます。しかし、長い人では1~3年以上、症状が続くこともあります。手術直後は排便が大変になったと思うかもしれませんが、あまりあせらないで少しずつ慣れていきましょう。

● **術後2ヵ月は軟便や血便になることがある**　2ヵ月目くらいまでは、直腸がんでも結腸がんでも軟便になりやすい状態で、血便となることもあります。術後間もないと、手術で腸管どうしをつないだ部位がこすれ炎症を起こすことで、出血して便に血が混じることもあるのです。ただ、1~2ヵ月でこうした症状はおさまります。

●結腸がんは2〜3ヵ月で落ち着いてくる　結腸がんでは術後2〜3ヵ月経過すると便は術前に近い状態に戻り、落ち着いてきます。ただし、S状結腸や下行結腸など体の左側の結腸を切除した場合は便が停滞しやすく、数回に分けて出るため、排便回数が多めになります。

●直腸がんも6ヵ月以降は排便が1日に2〜5回に　肛門機能を温存した場合、手術直後は排便が1日に7〜8回と多くなります。時間の経過とともに徐々に少なくなり、6ヵ月以降では2〜5回程度になるでしょう。また、2〜3日おきに便秘と頻便をくり返すこともあります。下痢や便がもれやすくなる状態も改善していきます。

●頻便や便もれ対策をして積極的に外出を　トイレのことが気になって、家に閉じこもりがちになる人もいますが、市販の紙パンツなどを使って便もれ対策をすれば安心して外出できます。職場復帰を考えている場合には、通勤途中のトイレの場所を確認するなどの対策をとるとよいでしょう。トイレを気にして家に閉じこもっていると、それが排便リズムにも影響します。人間は、排便には精神的な要素も大きく関係し、排便をコントロールする能力があります。思いきって外出したら大丈夫だったという人も多いのです。体調のよいときは、対策をして積極的に外出しましょう。

Q32 退院後も下痢が続くのですが……

大腸には、内容物の腸内の移動にともない、水分を吸収しながら徐々に固形化させて便をつくる働きがあります。術後はこの働きが一時的に低下しているので、腸が便に含まれている水分を吸収しにくくなり、便が固形化しません。便に水分が多く残っているため、水のようにサラサラした水様便《すいようべん》や下痢《げり》になってしまうのです。

とくに、**手術直後はほとんど水のような水様便になることが多い**でしょう。水様便や下痢は時間の経過に伴い改善していきますが、食べすぎなどで起こる一時的な下痢と違い、くり返したり長く続いたりします。下痢になると、頻繁に便が出るのでトイレから離れられず、1時間ほどこもることもあります。肛門にきわめて近い位置で直腸をつないだ場合は、便がもれてから気づくこともあります。下痢が長く続くと、肛門のまわりの皮膚が炎症を起こして痛みが起こることもあります。

● **精神的ストレスも下痢を悪化させる**　術後の下痢がひどいと体力を消耗するうえ、

たびたびトイレに行かなくてはならず、精神的に強いストレスを感じます。便が非常にゆるいため、便意を感じてからではトイレに間に合わないこともあります。つねにトイレの心配をしたり、便をもらしてショックを受けたりすることで、ストレスを感じる人も多いのです。大腸はストレスの影響を受けるため、さらに下痢が悪化することもあります。

●下痢のときは脱水に注意が必要 大腸の働きが低下しているため、腸壁から水分の吸収がしにくくなっています。水様便や下痢が続くあいだは、脱水に気をつけなければいけません。とくに高齢の人は脱水になりやすく、しかも脱水に気づきにくいので注意が必要です。周囲の人が気をつけてあげてください。

脱水は、口の渇き、体のだるさ（倦怠感《けんたいかん》）などがサインで、手足のしびれ感を伴うこともあります。唇や口内、皮膚の乾燥は周囲の人が気づきやすい症状です。これらの症状があったら、水分をこまめに、積極的にとるようにしましょう（→Q33）。下痢が続き、脱水症状も改善しない場合は、主治医に連絡してください。

下痢がひどい場合や長く続く場合はがまんしないで、主治医に整腸剤や下痢止めを処方してもらいます。ただし、市販薬を勝手に使うのはやめましょう。

Q33 下痢のときは、水分をとりすぎないほうがよいですか？

水様便《すいようべん》や下痢《げり》が起こるのは、手術の影響で腸の機能が低下しているためです。下痢が続くと水分をとるのをひかえる人が多いのですが、体からは大量の水分が失われているので、**脱水症状を起こす危険性があります**。そのため、少しずつこまめに水分を補給し、脱水を防ぎましょう。

水様便や下痢が続いているあいだは、水分補給だけでなく、おしりのふきかたなどにも注意しましょう。勝手に市販の下痢止めなどを服用せず、主治医の指示にしたがうことが大切です。基本的な対応は次のとおりです。

● **水をこまめに飲む**　脱水症状を防ぐには、水分補給が大切です。一度に大量に飲

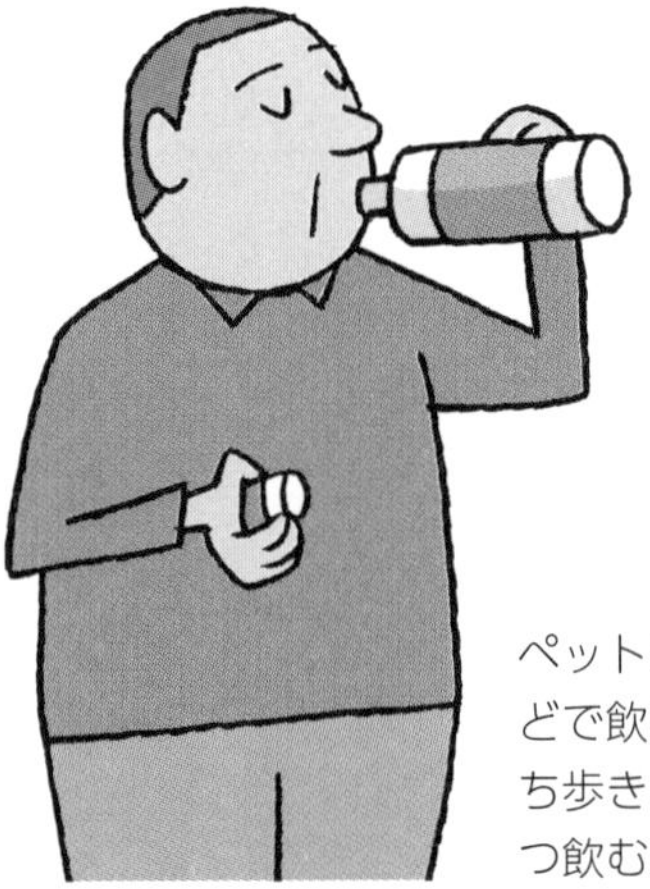

ペットボトルなどで飲み物を持ち歩き、少しずつ飲むのがよい

むとかえって腸を刺激するので、少しずつこまめに飲むようにしましょう。常温の水か、湯冷まし、スポーツ飲料や経口補水液がおすすめです。一方、冷たい飲み物、牛乳、カフェインやアルコールが含まれる飲み物は、下痢や脱水を悪化させます。これらは避けましょう。

●やわらかいトイレットペーパーやガーゼでふく

下痢の便が皮膚や粘膜に付着すると、ただれやすくなります。温水洗浄便座でおしりを洗うか、シャワーで洗い流すとよいでしょう。外出先ではトイレットペーパーでふいたあと、水でしぼったガーゼでふきます。トイレに流せる介護用のおしりふきなども便利です。

●外出時には対策グッズも利用する

下痢をしているときは、トイレをがまんするのがむずかしくなります。そのため外出先では、まずトイレの場所を確認しておくと安心です。また、便がもれる心配があるので、市販の紙パンツなどを利用するのもよいでしょう。心配なら替えの下着なども持参しておきます。

●整腸剤や下痢止めの薬でコントロールする

あらかじめ、主治医に整腸剤や下痢止めを処方してもらい、下痢がひどいときに使いましょう。ひどい下痢は放っておくと脱水を起こすだけでなく、体力を消耗するので上手に薬を使います。

Q34 便秘になったら、どう対処すればよいですか？

術後は、下痢《げり》だけでなく便秘になることもあります。便秘は、手術の影響で腸の機能が低下して便を送り出すスピードが遅くなったり、手術した部位を便がスムーズに通過できなかったりするために起こります。ガスがたまることもあります。

腸が便を送り出す機能が低下しており、少しずつしか排便できないことがあります。そのため、排便しても便が残っている感じがして、何度もトイレに行くようになります。便秘が続くと、吐き気や食欲不振、ガスがたまることによるおなかの張りなどの不快感があり、おなかが張ると手術の傷が痛くなることもあります。

便秘と下痢をくり返すタイプもあります。この場合は2～3日便秘になったあとで下痢や頻便《ひんべん》になって、1日に4～5回排便が起こります。

まずは、通常の便秘対策で改善を図ります。次のような工夫を心がけます。

● 適度に運動をする　術後の傷の痛みがとれ、主治医の許可が出たら体を動かします。ウォーキングやストレッチなどをおこなうと腸が刺激されて、排便をうながす効果があります。

● **湯船につかる**　お風呂で湯船につかることでリラックスでき、おなかを温めることで腸の動きがよくなり、排便を促す効果があります。

● **食物繊維をひかえる**　便秘改善には食物繊維は必要ですが、術後間もないと消化に時間がかかり、腸に負担をかけてしまいます。とりすぎると下痢を起こすこともあるので、ひかえたほうがよいでしょう。

● **おなかをマッサージする**　腸を刺激するために、おなかに「の」の字を書くようにマッサージをします。ただし、手術の傷が痛くない程度でおこなうようにしてください。力を入れすぎるとよくないので、心地よい強さでマッサージしましょう。

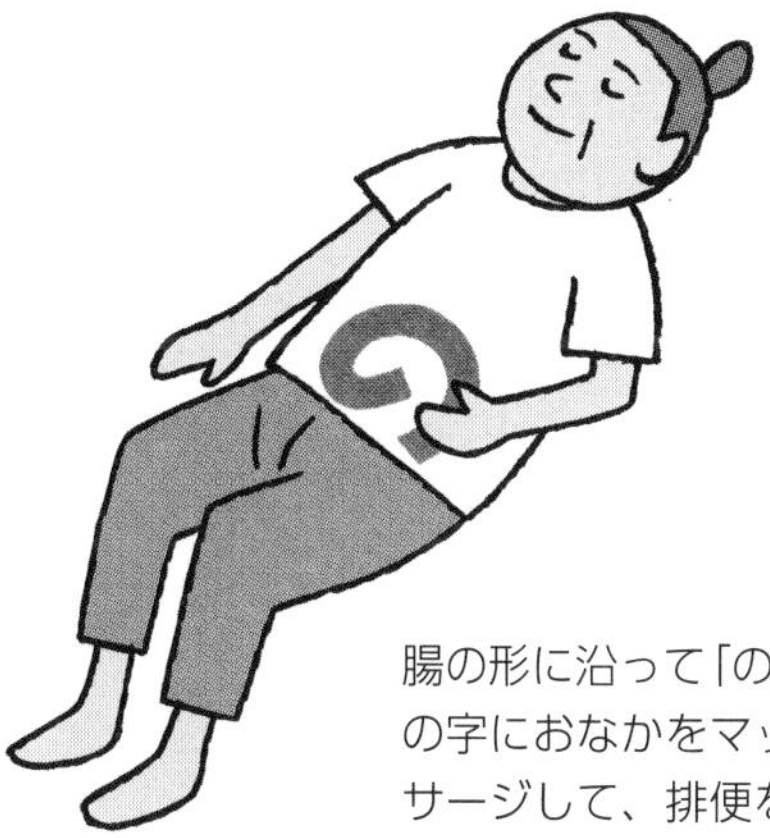

腸の形に沿って「の」の字におなかをマッサージして、排便をうながす

Q35

腸閉塞のサインを教えてください

術後は便秘もよく起こりますが、なかには腸閉塞《ちょうへいそく》が疑われる場合があるので、症状に注意が必要です。腸閉塞とは、腸の中で食べ物や消化液が詰まってしまった状態で、緩下剤を使っても排便できなくなります。

便秘がひどくなると、ガスがたまっておなかの張りが強くなります。腸が拡張することで、痛みが出ることもあります。

しかし、**腹痛に加えて、嘔吐《おうと》が現れたときは、腸閉塞の疑いがあります**ので、できるだけ早く受診しましょう。とくに、次のような症状が複数あるときは、主治医に連絡して、至急受診してください。

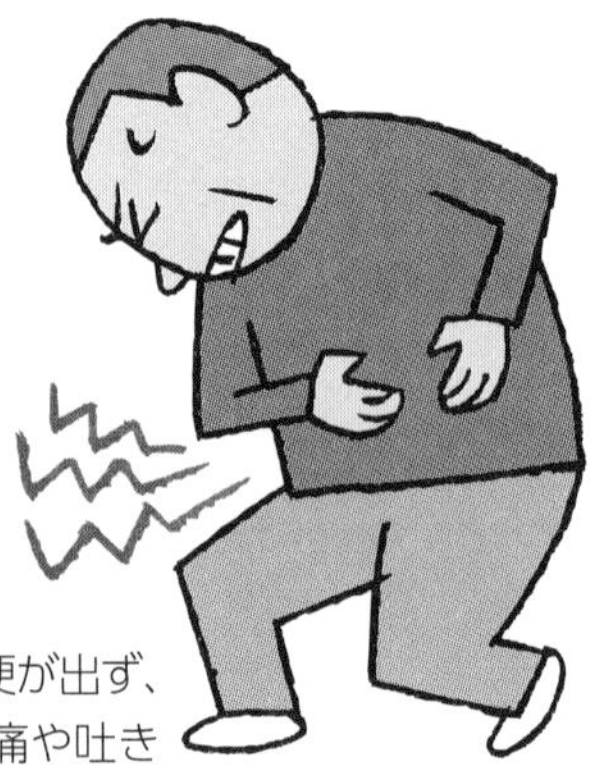

おならや便が出ず、ひどい腹痛や吐き気などがあるときは、腸閉塞を疑う

- おなかが張って痛みが強い
- おならや便が1日以上まったく出ずに苦しい
- 吐き気や嘔吐がひどい

　腸閉塞が起こっている場合は、すぐに対処する必要があります。医療機関を受診すると、血液検査やエックス線検査、CT検査などで、全身の状態とともに腸閉塞が起こっている部位や原因を調べます。

　腸閉塞は、入院して治療を受けます。嘔吐がなければ絶飲食して点滴で治療を受けます。嘔吐があれば、鼻から胃または小腸にチューブを挿入して、胃液や腸液を体外に出して腸内の圧力を減らします。それでも改善しない場合は、緊急手術が必要になることがあります。

●早めに薬を使って腸閉塞を予防する

　便秘でおなかが張って苦しいときや痛みがあるときは、早めに緩下剤を使って便やガスを出すことで、腸閉塞を防げることもあります。主治医に相談してあらかじめ処方してもらい、量を守って正しく使います。術後1ヵ月以上経過していれば、家庭で浣腸《かんちょう》をおこなう場合もあります。主治医の指導や処方が必要なので、受診時に相談しましょう。

Q36

治療後に排便異常が続いて気分が落ち込みます……

手術の1週間くらいあとには、腸のつなぎ目もしっかりついたと判断されます。発熱がなく、食事がふつうにとれるようになり、排便もあれば、退院可能となります。

しかし退院したからといって、腸の働きもすぐに元通りとはいきません。個人差がありますが、しばらく腸の機能が安定しないので、下痢《げり》や便秘などの排便異常があらわれます。慣れない人工肛門のケアで、手間取ることもあるでしょう。元の生活に戻るまでには時間がかかり、術前の生活と比べてしまい落ち込む人は少なくありません。

このように体調がまだ万全ではないうえ、がんをわずらったことで再発や転移、将来への不安を抱える人も多くみられます。治療法が進歩し、治癒の可能性が高くなったとはいえ、不安や恐怖を感じるのは当たり前のことです。次のような工夫をしてみてください。

●**退院後は周囲の人を頼る**　退院後しばらくは、体調が安定しないので無理は禁物。

術後の体調に慣れないうちは、家族の手を借りましょう。Q31で述べたように、排便異常は2～3ヵ月から1年程度で落ち着いてきます。体調が回復してくると、気持ちも徐々に向上するでしょう。しばらくは無理せず、周囲の人を頼ってください。

● **心をおだやかにする方法を見つける**

排便異常でつらかったり、排便異常のためにできないことがあるかもしれません。術後の変化の悪い部分ばかりをみないで、「命拾いできた」という前向きな考えをもちましょう。また、復職など社会復帰にむけて何ができるかを考え、工夫するのもひとつの方法です（↓Q51）。

気分が落ち込んだら、家族や親しい友人に話を聞いてもらうのもよいでしょう。積極的に人と話したり、会う機会をもうけたりすることで、気分転換になり気持ちが和らぐことがあります。

● **専門家に頼る**

がんになったことで、気分が落ち込むときもあります。その場合は、無理にがんばらずに主治医に相談しましょう。また、専門家のカウンセリングを受けるのもよい方法です。精神科医や臨床心理士に相談してみましょう。精神科医や臨床心理士に心当たりがなければ、主治医に相談すると紹介してもらえます。不安が強いときや不眠症に悩んでいるときも、相談することで問題が解決できるでしょう。

ストーリー 3

肛門機能が温存できたが、あえて人工肛門に

術後は排便が変化し、手術方法によっては人工肛門になることも。どう決断したのか、Aさんの例をみてみましょう。

あらすじ

直腸がんと診断されたAさんは、手術を受けることに。セカンドオピニオンをとり、直腸がんでも肛門機能を温存できる手術法があることを知りました。

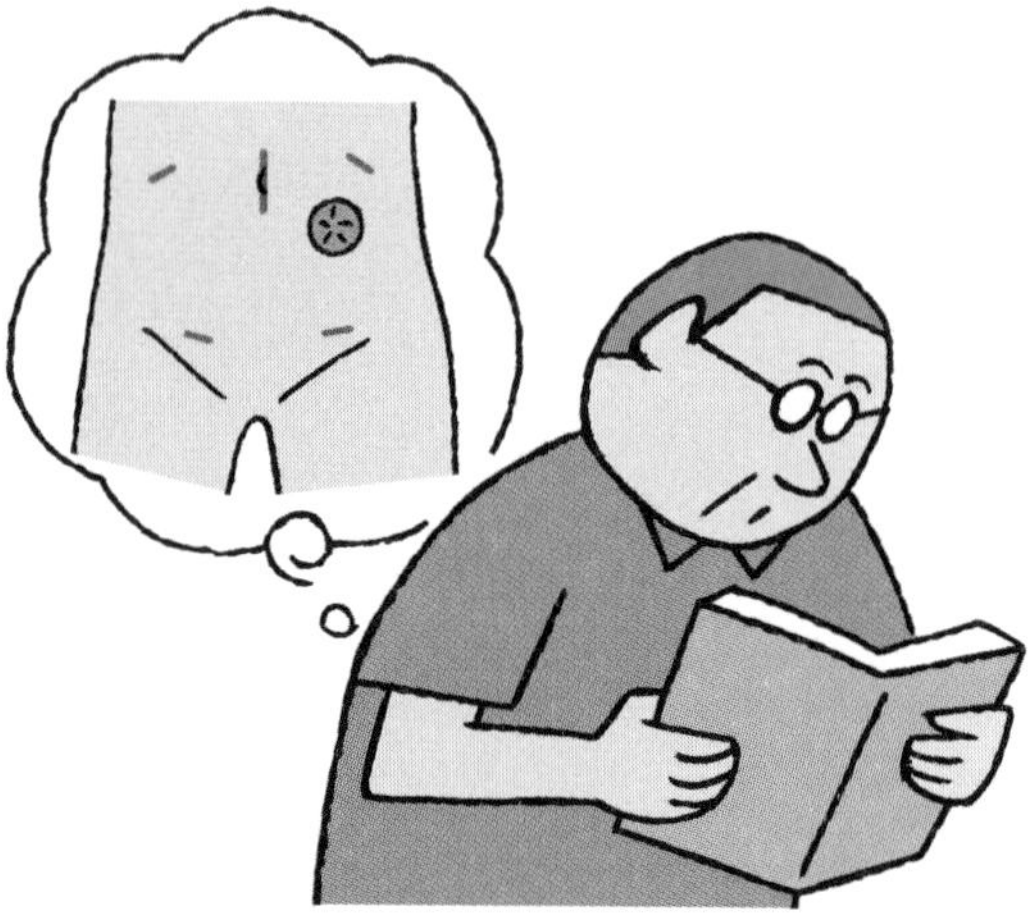

Aさんは自分でも2つの手術方法を調べて、医師の話を理解できるように準備した

1

主治医からは直腸と肛門を切除する「直腸切断術（→Q12)」を提示されました。それに加えて、セカンドオピニオンでは肛門機能を残す「ISR（括《かつ》約筋《やくきん》間直腸切除術→Q13)」も選択肢として教えてもらいました。

❷

Aさんは2つの治療法について主治医にあらためて説明してもらいました。ISRを選んだ場合でも、肛門機能がすべて残るわけではないことを知りました。

直腸がんを完全にとり除くことが第一に重要で、そのうえで肛門を残すかどうかになります

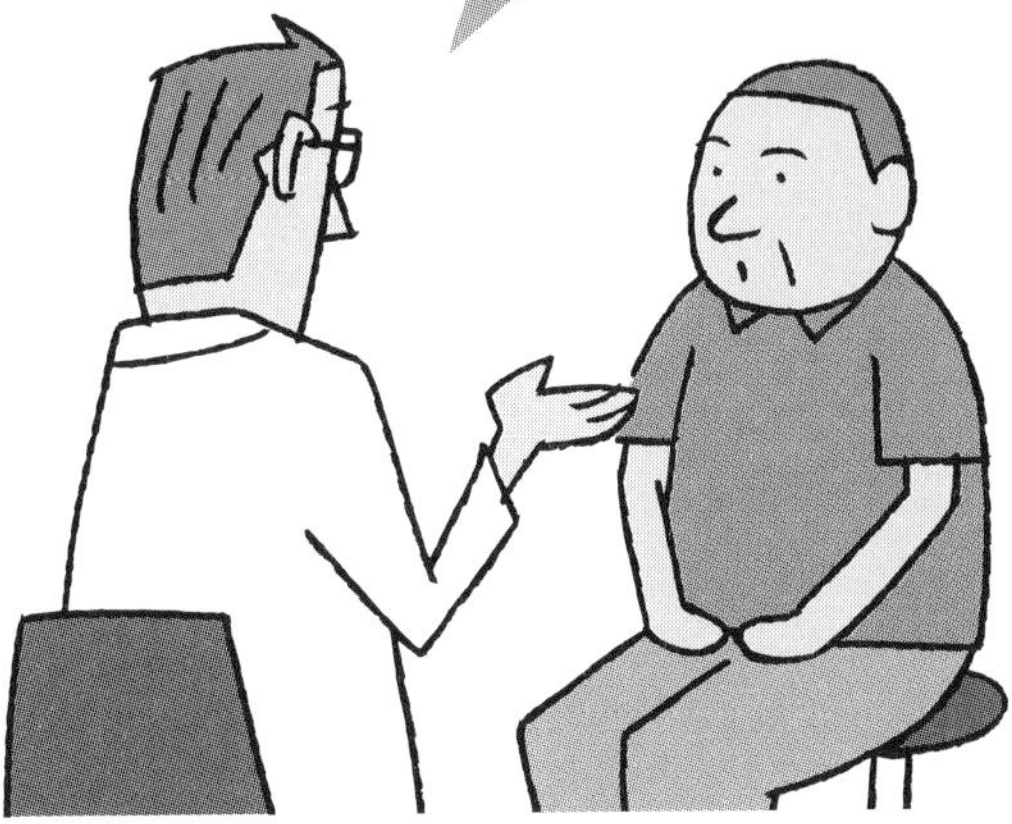

術後の生活の変化など、心配なことや知りたいことを主治医に相談した

肛門ぎりぎりで腸をつないだ場合、肛門機能を残しても排便機能が低下しているので、下痢《げり》や頻便《ひんべん》が起こって便がもれることがあり、そのケアがわずらわしい人もいますよ

POINT

治療法によって、その後の生活への影響は異なります。とくに排便の変化は、治療法ごとに違いが大きいので注意したいところです。

3

Aさんは悩んだ末に、当初の方針のとおり、直腸切断術を受け、人工肛門をつくることに決めました。人工肛門より頻便になるほうが、仕事に復帰しづらいなど生活しにくくなると感じたからです。

4

手術後、主治医や看護師から人工肛門のケアについて指導を受けました。体調が悪いときなどにケアを手伝ってもらうため、家族にも覚えてもらいました。

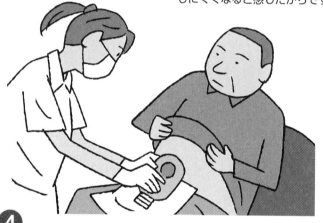

他人任せにしないで、まずは自分で正しく扱えるようになる

5

退院後も、入院中の指導を忠実に守りました。手術の影響で下痢になりがちでしたが、事前にオストメイト対応トイレを調べておき（→ Q40）、早めに排便することで外出も問題なくできました。

❻

人工肛門のケアに慣れ、以前と同じような生活に戻りつつあります。皮膚のかぶれなどのトラブルが発生しましたが、近くの「ストーマ外来」を受診して対処しました。

POINT

人工肛門のケアを専門におこなっている「ストーマ外来（→ Q43）」が設けられている医療機関があります。なにか困ったことがあったら受診するとよいでしょう。

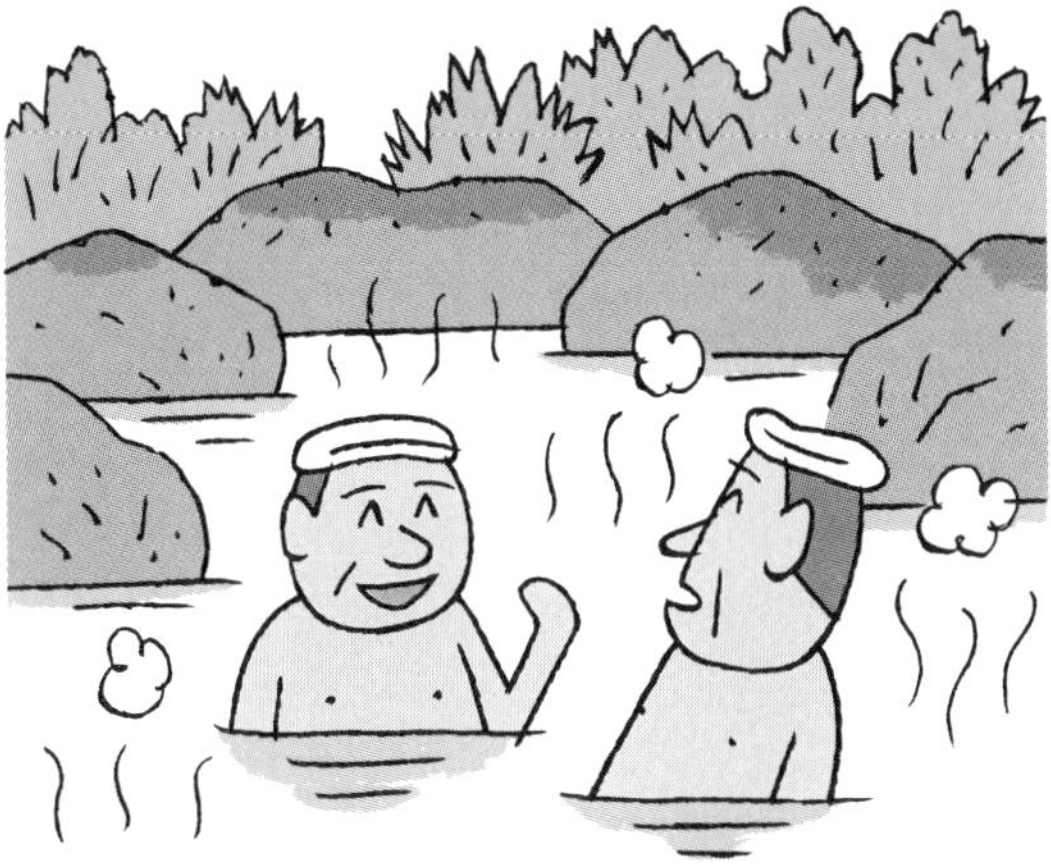

適切なケアをマスターすれば、温泉も楽しめる

❼

手術から３ヵ月後には、職場にも復帰しました。これまでのように、旅行や趣味を楽しむこともできています。

医師からひとこと

人工肛門は、確かにケアなどで手間がかかる部分はあります。肛門を温存した場合でも下痢や便秘などの排便障害が残ります。術後の生活を考えて、自分に合うと思うほうを選びましょう。

Q37 人工肛門の特徴を教えてください

直腸がんの手術で肛門まで切除した場合、肛門の役割を果たす排出口が必要となります。そのために人工的につくられる孔《あな》が、人工肛門です。服装や入浴、運動などに注意点はありますが（↓Q48〜50）、制限はほとんどありません。

人工肛門は腸を腹壁に直接ぬいつけるため、みためも必要なケアも、肛門とは異なります。次のような特徴を理解して、正しいケアを身につけることが重要です。

● **排便時に便意がない**　人工肛門には便意を感じる神経がないため、便意は起こりません。便意のないまま、自然に便が出てくるため、それを受け止める装具が必要となります。腸管を運ばれてきた便が、自然に排便されて装具の中にたまります。

● **粘膜が出ている**　人工肛門の色は赤やピンクです。肛門と違って皮膚ではなく、粘膜が腹部に出ています。痛みを感じる神経はないので、さわっても痛くありません。

● **分泌液が出る**　粘膜は腸壁の一部なので、つねに粘液や腸液が分泌されています。

● **水が入ることはない**　体の内側から圧がかかっているので、浴槽やプールで水が入りこむことはありません。

● **一時的なものもある**　肛門を温存する手術で術後の縫合不全《ほうごうふぜん》を予防する場合や、縫合不全や腸閉塞《ちょうへいそく》が起こった場合などに、一時的に人工肛門をつくることもあります。体調が改善したら腸をつなぎ直し、肛門からの排泄《はいせつ》に戻します。

● **孔は1～2つ**　人工肛門は**ストーマ**とも呼ばれます。孔がひとつの「単孔式《たんこうしき》ストーマ」と孔が2つの「双孔式《そうこうしき》ストーマ」があります。大腸がん治療では、結腸または小腸（とくに回腸《かいちょう》）につくられます。多くの場合、永久に人工肛門にする場合は単孔式、一時的に人工肛門にする場合は双孔式が選択されます。尿路を代替する人工膀胱《ぼうこう》（尿路ストーマ）もあり、骨盤内臓全摘術などでつくります（→Q16）。

人工肛門のケアは、基本的に自分でおこないます。手術の前後に、人工肛門のしくみやケアの方法を学ぶことができます（→Q38）。

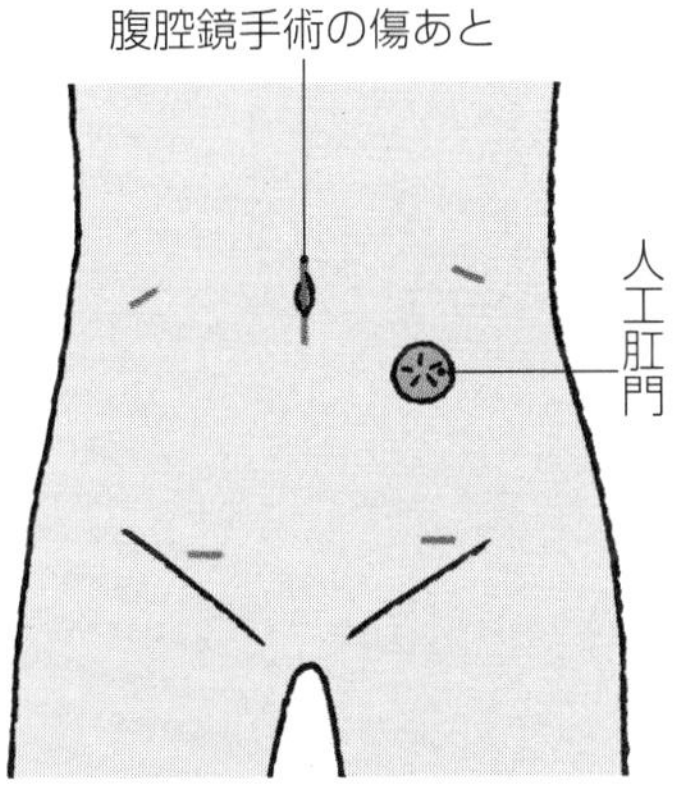

人工肛門の位置は主治医と相談して決める（→Q22）

Q38 人工肛門の装具のしくみや交換方法を教えてください

人工肛門は便の排出口なので、排泄物《はいせつぶつ》をためるための装具を自分でつけます。人工肛門をつくることが決まったら、人工肛門のしくみや特徴のほか、装具の着脱方法、洗浄方法について、手術の前後に学びます。主治医のほか、人工肛門のケアに精通した「**皮膚・排泄ケア認定看護師**」が指導してくれます。

手術前の指導では、人工肛門の説明だけでなく、人工肛門になることに対する精神面の話もあります。患者さんによっては人工肛門への抵抗感が強い人もいるので、精神面のケアと理解をうながす目的もあります。

術後は、実際に装具の種類や使い方を学びます。仮に装具がついているので、交換方法、便や装具の捨てかたなどを練習し、以降は自分で交換します。入院中、2～3回交換しておくと、わからないことがあっても主治医や看護師に確認できます。

● **装具について**　装具は「**パウチ**」ともいい、左記のようなしくみです。装具は、

人工肛門の装具

装具は「面板《めんいた》（フランジ）」と「ストーマ袋」からなり、すべて使い捨てにします。永久に人工肛門にした場合は、購入時に支援があります（→ Q54）。

装具のしくみ▶
（図はワンピース型）

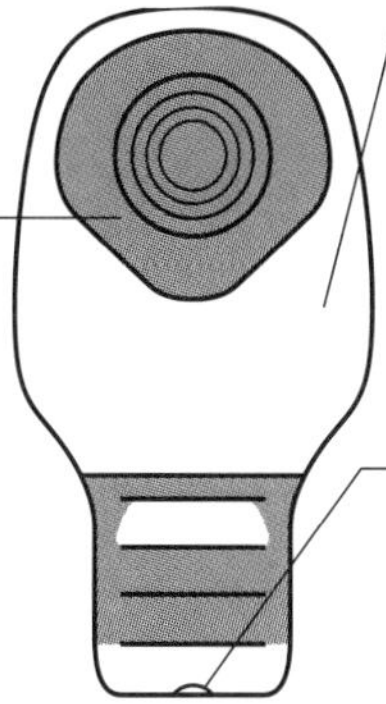

面板
粘着剤がついているだけでなく、皮膚保護剤が入っていて、排泄物から皮膚を守り、汗を吸収する。人工肛門のサイズに合わせて、自分で孔《あな》を開けるか、すでにカットされたものを選ぶ

ストーマ袋
人工肛門から出た便をためる。裏にガス（おなら）抜き用のフィルターがついている

便排出口
ふだんはクリップなどで止め、排泄時はトイレで開けて内容物を捨てる。便排出口がないタイプは、内容物がたまったら交換する

▼装具の種類

種類	ワンピース型	ツーピース型
特徴	面板とストーマ袋が一体になっているため、着脱の手間が少ない。薄いので目立ちにくい。ただし、袋の向きを自由に変えられない	面板とストーマ袋が別になっていて、袋だけを交換できる。面板を貼った状態で袋の向きを自由に動かせる 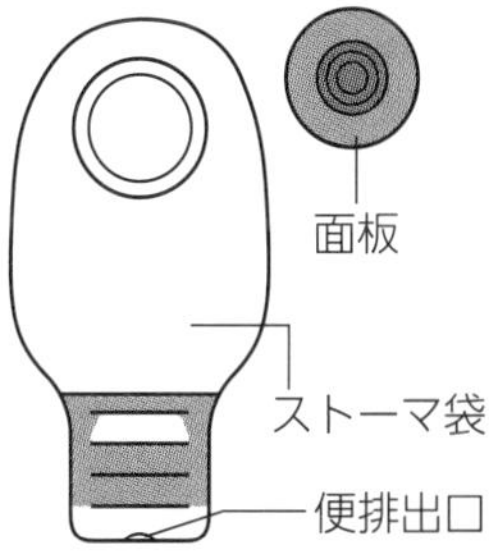

人工肛門のサイズや形などに合うものを選ぶ必要があります。術後の指導で、自分に合ったものを選びます。装具は医療機関や薬局などで購入できますが、給付金が出る場合があるので、**指導時に退院後の購入方法もあわせて確認しましょう。**

正しく装着されていれば、数日はそのまま使用できます。**使用中、袋に排泄物がたまったらトイレに捨て、便排出口をふいて清潔にします**（→Q39）。個人差がありますが、パウチの交換目安は1～4日で、すべて使い捨てにします。面板がふやけたり溶けたりしてくるので、それを交換のサインにしてください。

● **装具の交換手順**　パウチの交換方法は、ワンピース型でもツーピース型でも、基本は同じです。衛生面に注意し、人工肛門とその周囲をよく観察して異常がないかを確認しながらおこないます。用意しておくものは、新しい面板とストーマ袋、粘着剝《はく》離剤《りざい》や石けん、ガーゼ、使用ずみ装具を捨てるための新聞紙やポリ袋です。なお、あらかじめ新しい面板に孔《あな》を開けておくと、スムーズに交換できます。

❶使用ずみの装具をはずす　排泄物をトイレに捨て、粘着剝離剤を使って面板を皮膚からはがします。洗って新聞紙などに包み、自治体の規定に沿って処分します。

❷人工肛門と周辺の皮膚を洗浄する　石けんを泡立て、皮膚に付着した面板の粘着

剤や汚れをやさしく洗います。粘着剤が残ると、かぶれやかゆみの原因になるので、ていねいに洗いましょう。人工肛門や周囲の皮膚をこすったり、消毒薬でふいたりしてはいけません。

❸**ガーゼでふきとる**　ガーゼで、こすらずに、皮膚の水気をきちんとふきとります。ドライヤーで乾かしてはいけません。

❹**新しい装具をつける**　新しい面板の裏紙をはがします。人工肛門の下側に面板の孔の下側がぴったりくるように位置を合わせ、しわが寄らないように面板を貼りつけて、ストーマ袋を装着します。

人工肛門にした患者さんは、最初はパウチをつけること自体が負担で、精神的にも受け入れられない人が少なくありません。そんなときは「使い捨ての下着をつけている」と考えてみましょう。徐々に慣れてくれれば、下着を替えるのと同じようにパウチ交換もスムーズにできるようになります。

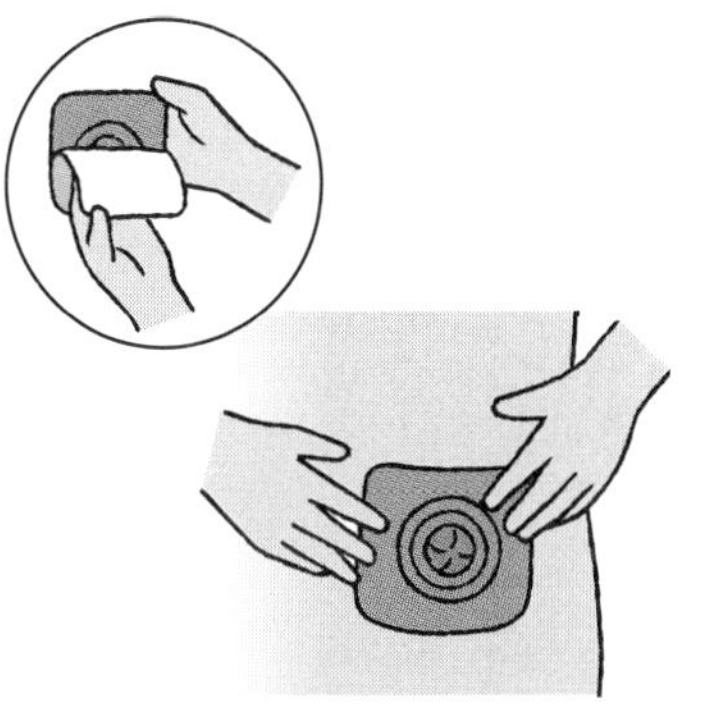

面板の孔の下縁と人工肛門の下縁を合わせ、面板の孔が人工肛門にぴったりはまるように貼る

Q39 人工肛門の便の処理方法を教えてください

人工肛門から排便する方法には、「自然排便法」と「洗腸《せんちょう》排便法」があります。それぞれ長所と短所があるのですが、洗腸排便法は主治医の許可と指導、特殊な器具が必要なうえ、条件があります。そのため、自然排便法を必ずマスターしておきます。

●自然排便法　袋に自然に出てくる便をため、適宜捨てる方法です。体力がない人でも排便しやすいのが特徴です。袋に便がたまりすぎると、もれる心配があるので、袋の3分の1以上になったらトイレに捨てます。

排便時は、便排出口を止めるクリップや面テープを外します。袋の先端を便器に向け、中の便を捨てます。袋に付着した便はトイレットペーパーでふきとり、袋の先端を元のようにたたんで、再びクリップなどで閉じます。

●洗腸排便法　人工肛門からぬるま湯を注入して排便する方法です。定期的に1日1～2回おこなえば、洗腸時の排便だけですむことがほとんどです。1回1時間ほどかかるので、時間に余裕のある人が主な対象で、体力がない人や具合が悪いときはおこなえないことがあり、小腸や横行結腸《おうこう》のストーマの人には適しません。

あらかじめ、洗腸用キット（洗腸液袋、チューブ、スタンドなど）、洗腸用装具、潤滑油、ぬるま湯（37～40℃）約1L、トイレットペーパー、タオル、ゴミ袋、洗腸後に使う装具を用意しておきます。手順は次のとおりです。

❶注入部品をさしこむ　ぬるま湯を洗腸液袋に入れてスタンドに吊るします。注入部品を人工肛門にさしこみます。さしこみにくければ潤滑油を使います。

❷ぬるま湯を腸に注入する　腸にゆっくりぬるま湯を注入します。最初は全部で約600mL注入し、毎日少しずつ注入量を増やして、最終的には1～1・5Lを目安にします。

❸30分～1時間ほど待つ　注入後、便が自然に出ます。最初に大量に出ますが、その後30分ほどのあいだに再び出てきますので、終わるまで待ちます。後始末をして装具をつけます。

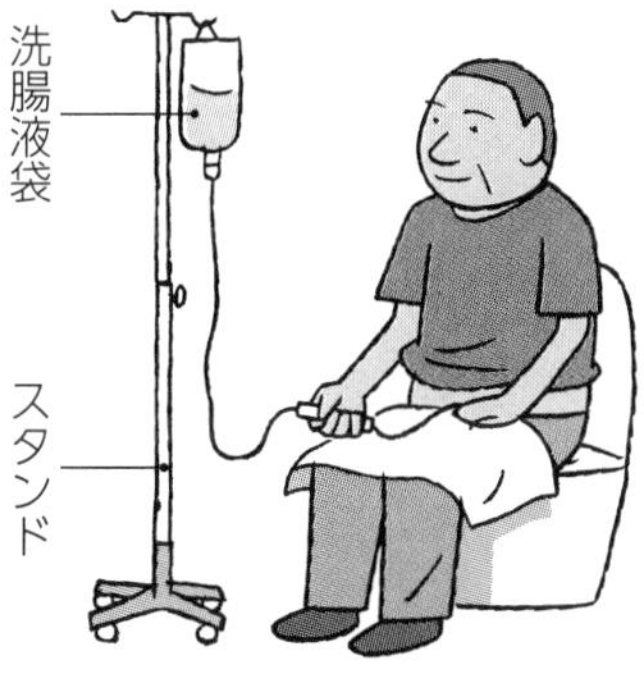

ストーマを注入部品でおさえ、自然に便が出てくるのを待つ

Q40

外出先で人工肛門の便を処理する場所はありますか？

人工肛門のある人だけでなく、大腸がんの術後は、外出先でトイレを使うことが多くなります。こんなとき、オストメイト対応のトイレなら使いやすく便利です。オストメイトとは、人工肛門や人工膀胱《ぼうこう》をもつ人のことです。

●オストメイト対応トイレがある　人工肛門がある人は、袋内にたまった便の処理だけでなく、ストーマ装具がずれたり便もれが起こったりと、急なトラブルでトイレを使う必要があります。自宅ならともかく、外出先だと和式のトイレしかなかったり、個室が狭かったりしてなにかと不便です。

こんなときのために覚えておきたいのが、オストメイト対応のトイレです。通常の個室トイレより広めのスペースが確保されており、袋内の便を捨てたり、装具を洗ったりできる流し台が設置してあります。温水のハンドシャワーなどがついているところもあり、おなかの洗浄やパウチの交換もしやすくなっています。

●人工肛門ではない人も緊急時に便利　オストメイト対応のトイレは、大腸がんの術後に多い便失禁の緊急処置にも使えます。広い個室で着替えをしたり、専用の流し台で汚れた衣服を洗ったりすることができます。

●インターネットで場所を調べられる　２００６年にバリアフリー新法が施行されたため、トイレのバリアフリー化が全国的に進んでいます。オストメイト対応のトイレは、現在、公共交通機関の駅、デパート、ショッピングセンター、自治体の役場や図書館などの公共施設、高速道路のパーキングエリアなど、さまざまな場所に設置されています。

　設置場所については、インターネットの「オストメイトＪＰ」のウェブサイトで調べることができます。外出する前にチェックして位置を確認しておくと安心です。緊急の場合は、携帯電話やスマートフォンでも検索できます。

　オストメイト対応のトイレは、下図のマークが表示してあるので、覚えておきましょう。

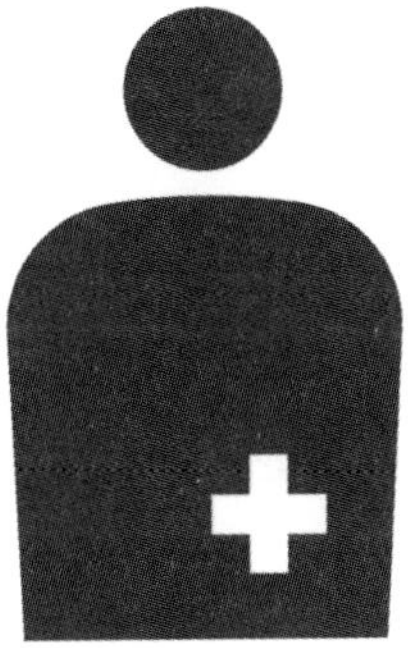

オストメイト用のトイレが設置されていることを示すマーク

● オストメイト JP

ホームページ
https://www.ostomate.jp/

Q41 人工肛門があっても銭湯や温泉に入れますか？

人工肛門のある人も、もちろん銭湯や温泉などの公衆浴場で入浴できます。装具の扱いに慣れれば、楽に入浴できるようになります。個人差はありますが、食前か食後しばらくたっていれば、排泄《はいせつ》が少なくなります。術後半年ほどたつと便が出ない時間帯がわかってくるので、その時間を見計らって入るとよいでしょう。

●公衆浴場では必ず装具をつける

公衆浴場では、必ず人工肛門に装具をつけて入浴してください。装具を適切につけていれば、便もれの心配はありませんので、安心して入浴できます。装具の水分をふきとるために乾いたタオルを1枚多く持ち、念のため予備の装具も一式持っていきましょう。

●入浴前に装具の準備をする

入浴前に必ずトイレに行って装具の中を空にしておき、装具を小さくたたんでテープで留めておきます。小さくしすぎると、便がもれ出たり装具がはがれたりするおそれがあるので、たたむときに注意してください。面板《めんいた》がはがれないように、包帯を止めるときなどに使う「サージカルテープ」を貼って、補強するとよいでしょう。

入浴時に装具が大きいと邪魔になったり目立ったりするので、サイズが小さめの装具もあります。入浴時だけでなくプールで泳ぐときにも使えます。人工肛門に入浴用の保護シート（使い捨て）を貼っておくこともひとつの方法です。

●脱衣所や浴室で周囲の目が気になる場合　脱衣所では、目立たない位置で着替えたり、タオルなどで装具を隠したりするとよいでしょう。移動するときは、タオルで装具を隠して歩きます。洗い場では、人工肛門が左にある人は左端、右にある人は右端に座ると人工肛門が人目につきにくくなります。

●入浴後は装具の点検と交換をする　装具についた水分は、乾いたタオルでやさしくふき取ります。装具がはがれそうなときは、予備の装具一式をもち、脱衣所のトイレで交換しましょう。

入浴用の小さな装具を使った場合や保護シートを使った場合は、そのまま着替えて、自分の部屋に戻ってから交換したり保護シートを取り外したりします。自分の部屋がなければ、着替えてからトイレで交換しましょう。

Q42 人工肛門のトラブルに気づくポイントはありますか？

人工肛門をつくった場合、もっとも大切なのが衛生管理と人工肛門の状態を毎日チェックすることです。装具によるトラブルを防ぐためには状態を確認する習慣をつけ、異変に気づいたらすぐに対処します。

人工肛門にすると、時間の経過に伴い、皮膚のトラブルや装具のズレ、便のもれなどの困った問題に直面することがあります。これらを未然に防ぐには、人工肛門とその周辺の皮膚、装具の3つを毎日きちんと観察し、異常がないか確認することが重要です。

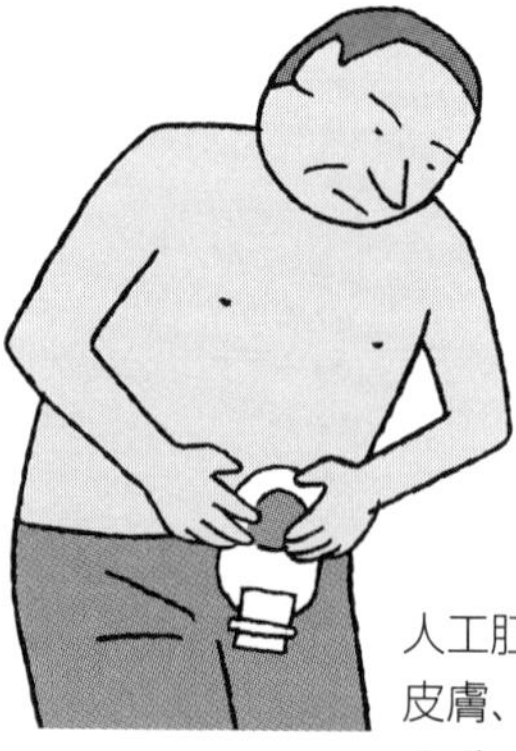
人工肛門や周辺の皮膚、そして装具のチェックは毎日おこなう

●人工肛門周辺の皮膚のチェック

赤みや腫《は》れ、かゆみがないか、発疹《ほっしん》やただれが

できていないか、傷ができていないか、痛みはないかをチェックします。

●**人工肛門のチェック**　健康的な色（ピンク色など）か、出血していないか、表面にぶつぶつがないか、傷ができていないか、痛みはないかという点をチェックします。

●**装具のチェック**　面板《めんいた》の孔《あな》の大きさと人工肛門の大きさが合っているか、面板によるトラブルがないか、装具が便や汗などで汚れていないか、袋に便がたまりすぎていないかをチェックします。

人工肛門は体型が変わったり、加齢によって皮膚にたるみやしわができると、装具が合わなくなることがあります。年数がたって、トラブルが増えてきたときは装具そのものを見直す必要があります。

また、かぶれやただれなどのトラブルがあったら、できるだけ早く主治医を受診して手当てします。「ストーマ外来」という、人工肛門のケアに特化した外来もあるので、そちらを受診するのもよいでしょう（→Q43）。

受診したら、人工肛門と装具が正しく適合しているか、面板が原因で皮膚炎を起こしていないかを調べてもらいます。そのうえで、自分でも装具交換時の手順や衛生面に問題がないか、再度確認しましょう。

Q43 人工肛門周辺のかゆみや湿疹はどうすればよいですか？

人工肛門にすると、時間の経過に伴い、なんらかのトラブルが起こることがあります。とくに多いのが次のような皮膚のトラブルで、それぞれ対処法があります。

●**人工肛門周辺の腫《は》れ、痛み、傷**　原因として、粘着剤が自分の肌に合っていないケースが多くみられます。肌に合う粘着剤に換えます。また、交換時に面板《めんいた》を無理に引っ張ってはがしたり、爪でひっかいたりしてはいけません。新しい装具を貼る前に、皮膚の洗浄を徹底することも重要です。

●**便もれによるかぶれ**　人工肛門のまわりの皮膚の状態が変わったり、人工肛門と面板の孔《あな》の大きさが合わなかったりすると便もれしやすくなり

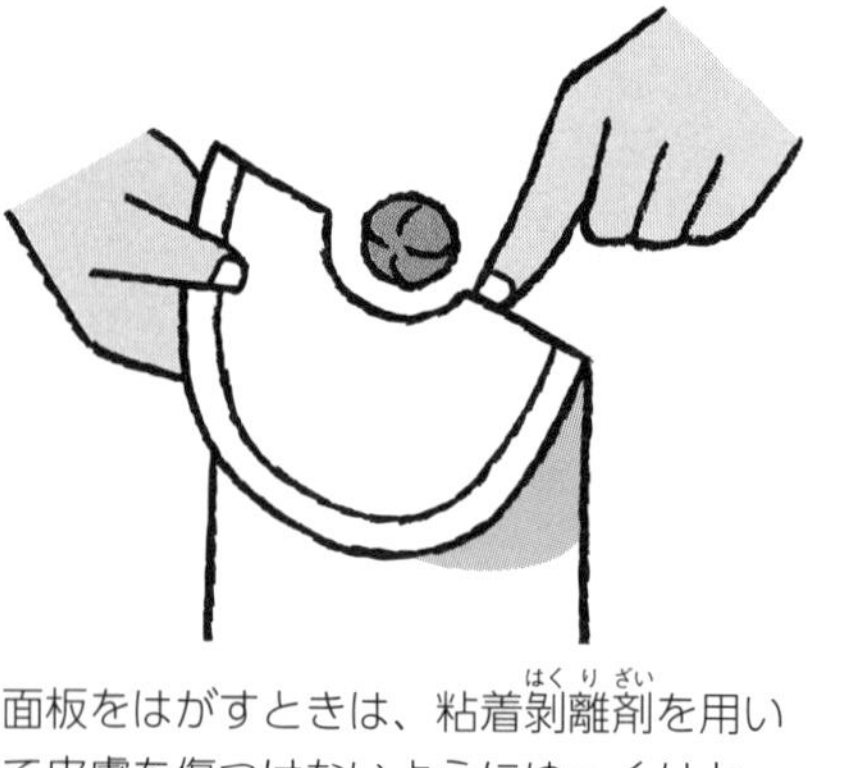

面板をはがすときは、粘着剥離剤《はくりざい》を用いて皮膚を傷つけないようにゆっくりと

ます。便をこまめに捨てるよう意識し、便がもれたら、ていねいにやさしくふいて皮膚を洗浄します。また、皮膚のしわやくぼみをよく観察し、面板にずれやしわができないように貼ります。体重の増減で装具が合わなくなることがあるので、面板の孔が人工肛門に適しているかなどを確認します。

● 人工肛門のまわりの湿疹 汗をかいたり、固定用のテープやベルトがきつすぎたりすることが原因です。とくに夏場はあせもができやすいので、装具を交換する間隔を短めにし、汗をふいてから装具をつけるなどで対策をします。固定用のテープやベルトでしめすぎないようにしましょう。

● ストーマ外来で相談を 困ったことがあったら、主治医かストーマ外来にすぐに相談します。自宅から通院しやすいほうを、かかりつけにしておくとよいでしょう。

ストーマ外来は、かぶれやかゆみなどのほか、便がもれる・においがする、装具が合わなくなってきた、装具がはずれやすい、別の装具を試したいなどの相談に応じてくれる専門外来です。人工肛門の専門知識がある、皮膚・排泄《はいせつ》ケア認定看護師が対応してくれます。日本オストミー協会のホームページ（→Q44）から、全国のストーマ外来を探すことができます。予約制のところもあるので、事前に問い合わせましょう。

Q44 人工肛門をもつ人、オストメイトの話が聞きたいのですが……

オストメイトとは、人工肛門や人工膀胱《ぼうこう》をもつ人のことです。人工肛門をつくると、慣れないうちはあれこれ困ることがあります。ストーマ外来や主治医、看護師に相談することも大切ですが、同じ人工肛門をもつ人たちの経験談や情報もとても役に立ちます。

情報を得るには、オストメイトの会などに加入するのがおすすめです。講演会やオンラインセミナーを開催したり、ウェブ掲示板を設けているところもあります。自分が欲しい情報があるところをチェックしてみるとよいでしょう。

● 日本オストミー協会

昭和40年代後半から活動している、国内でもっとも歴史が長い協会。ストーマケアの基礎知識から生活や福祉の情報提供、相談窓口などきめこまやかな活動をおこなう

ホームページ http://www.joa-net.org/

● ブーケ(若い女性オストメイトの会)

若い女性ならではの結婚・妊娠・出産などの話題があるのが特徴。ウェブ掲示板も開設

ホームページ http://www.bouquet-v.com/

4

日常生活のすごしかた

ストーリー 4

大腸をいたわり、運動や旅行も楽しむ

手術後は食事など日常生活に配慮が必要ですが、いずれ回復し生活に支障がなくなります。Aさんの例を見てみましょう。

あらすじ

直腸がんと診断され、手術を受けて人工肛門となったAさん。手術後に生活が一変してしまうのではと考えていましたが……

❶

Aさんは、食べることが好きなので、食事に制限があるのではと心配していました。退院前に主治医や看護師、管理栄養士の指導を受けました。

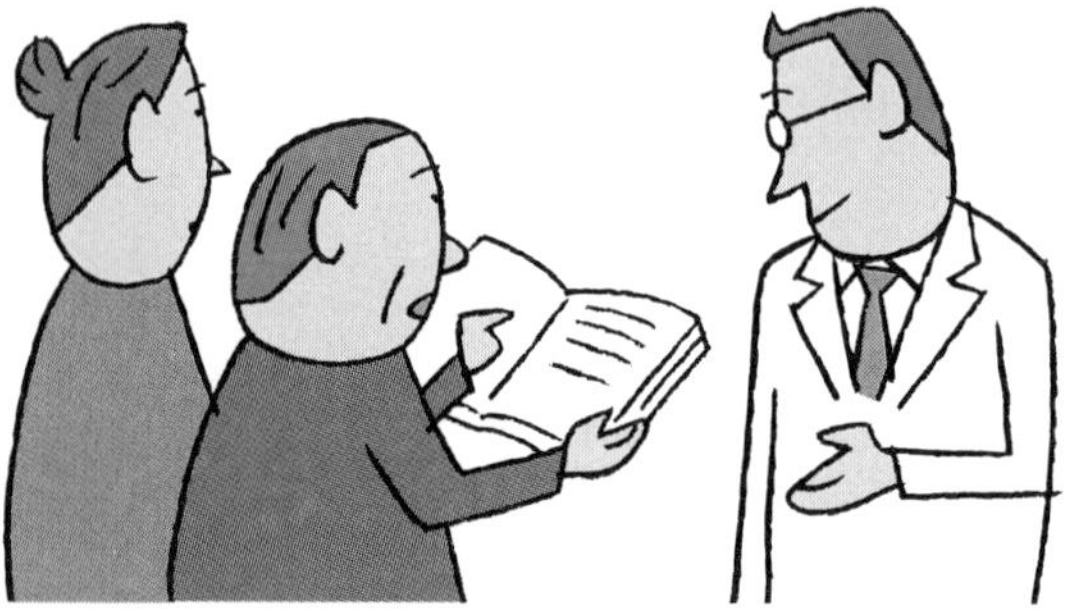

退院前に、妻といっしょに、人工肛門のケアや食事についての指導を受けた

❷

食事や体力面に不安がありましたが、主治医に数ヵ月で元どおりになると言われ、安心しました。家族もいっしょに人工肛門のケアなどを学んでくれて、Aさんの励みになりました。

3

退院後は、指導にしたがって、自宅で入院時と同じような生活を続けました。はじめは、人工肛門の装具の装着などにも時間がかかりましたが、しだいに慣れてきました。

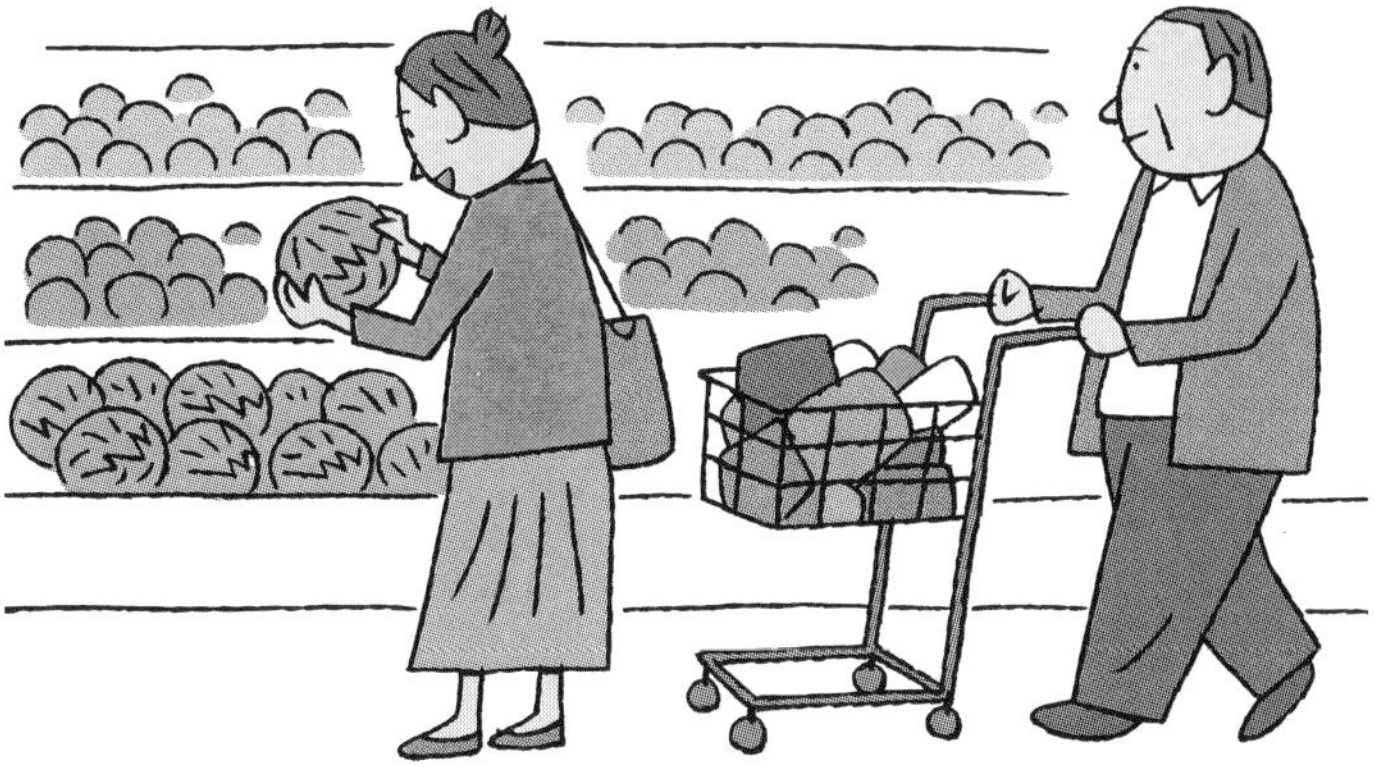
退院後しばらくは、なるべく消化のよい食べ物を選んだ

4

しばらくはおかゆや、やわらかく調理したおかずを食べました。術後１ヵ月目の検診で主治医から、食べ物の種類や量を徐々に増やしてよいと許可が出ました。

POINT

術後、腸の機能が低下している時期をすぎ、症状が落ち着いてきたら、とくに食事制限はありません。食べすぎやガスが出やすい食品には注意を。

5

人工肛門になってから、においが気になっていたので、定期検診で看護師に質問しました。ストーマ袋をこまめに空にする、ガスが出やすい食品をひかえるなどの対処で、においを最小限にできるとわかりました。

手術後は便が出やすく、水分が排出されやすいので、散歩中も水分補給を心がけた

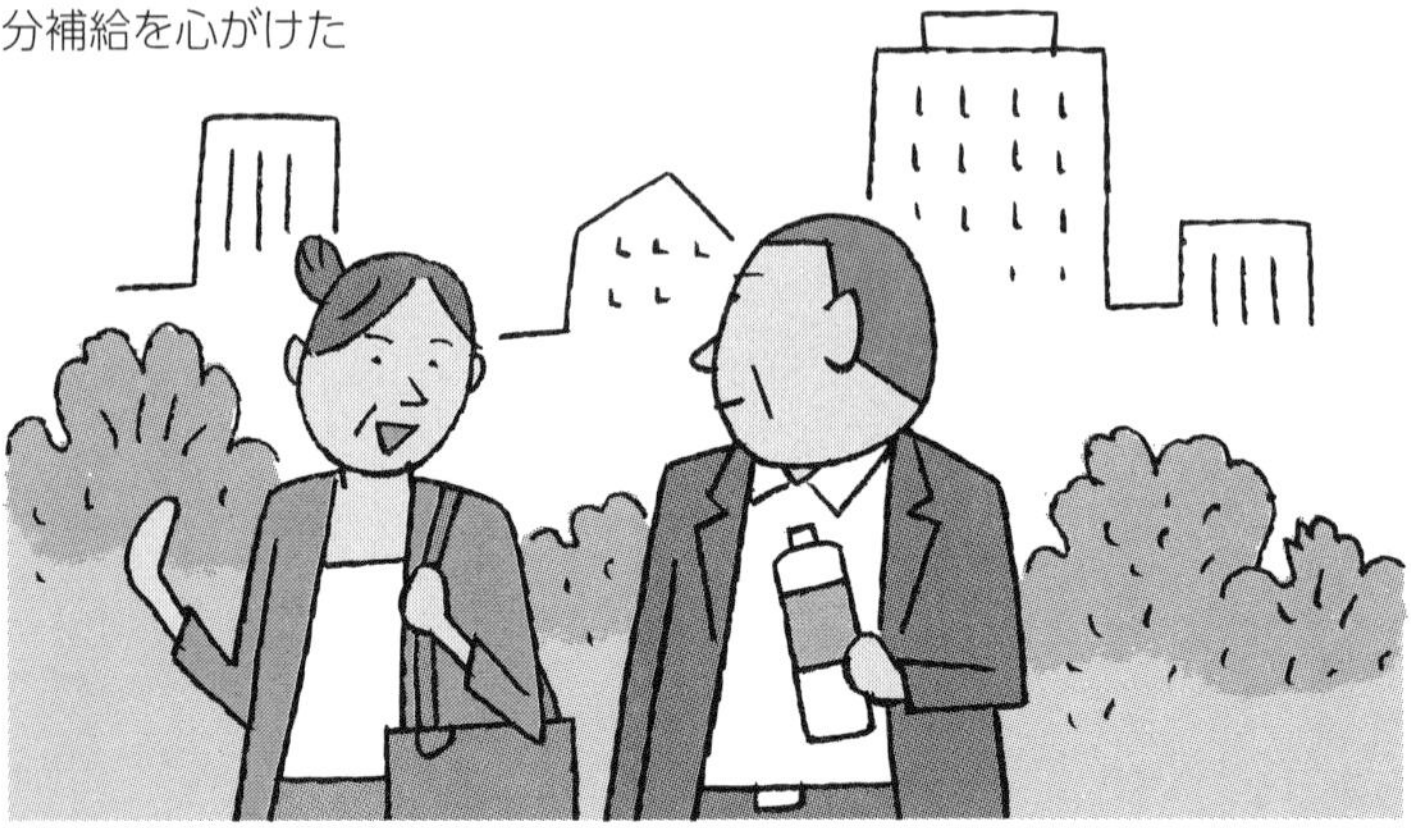

6

手術と入院で筋力や体力が低下していたので、退院後は少しずつ体を動かしました。術後１ヵ月の定期検診で主治医の許可を得て、ウォーキングをはじめました。

7

手術後の生活に慣れ、３ヵ月で食事もほとんど元どおりになりました。体力が回復してきたので、職場にも復帰しました。

8

夫婦で日帰り旅行を計画。6ヵ月後の定期検診で、主治医に旅行時の注意点などを確認しました。Aさんは、できそうなことにチャレンジして、行動範囲を広げようと考えています。

バスに長時間乗ることには不安もあったが、妻も同行してくれるので、思いきって参加

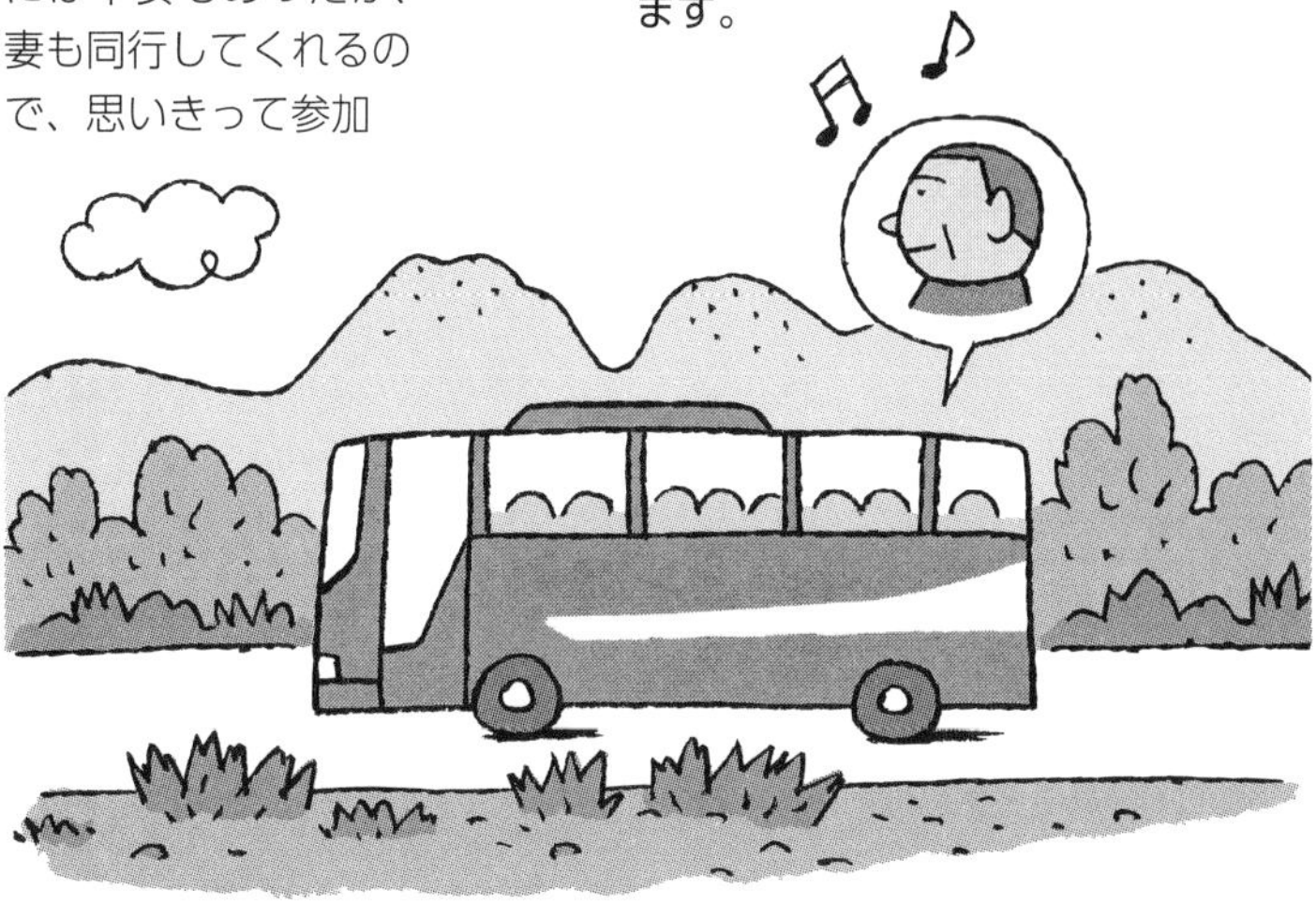

医師からひとこと

退院後、術後の体に慣れ、生活に支障がなくなるまでには時間がかかります。個人差が大きく、数週間で戻れる人もいれば、数ヵ月かかる人も。あせらず、少しずつとりくみましょう。

POINT

外出や旅行は、少しずつ距離と時間を延ばしていきましょう。実際に出かけてみると、必要な準備やコツがわかるようになります。

Q45 退院後はふつうの食事がとれますか?

手術後しばらくは腸の機能が低下しています。具体的には、腸のぜん動運動がにぶくなり、胃や小腸を通過した食べ物のカスを便にする働きが悪くなっています。そのため、下痢《げり》や頻便《ひんべん》、便秘などが起こりやすくなってしまうのです。また、**術後3ヵ月ほどは腸閉塞《ちょうへいそく》が起こりやすい時期**でもあるため、食事には注意する必要があります。

治療法や患者さんの状態により差がありますが、**術後の食事は段階をへて徐々に元に戻すのが基本**です。術後すぐは水分のみの摂取ですが、2~3日目に流動食や五分がゆなどからはじめます。入院中の食事は患者さんの状態に応じたものが出されるので心配ありませんが、退院後は自分で食べるものに注意しなければいけません。次のような食事内容にし、最終的には3ヵ月ほどで元に戻すように進めていきます。

● **術後1~2週間は五分がゆから全がゆ程度**　流動食のあとは五分がゆに替わり、その後全がゆにします。おかずは、軽くかんだだけでつぶせる程度にやわらかく調理した野菜や魚の煮物などにします。

食欲がないとき、おなかの調子が悪いときなどは、体調に応じて調理法を変えましょう。ポタージュスープやゼリー、ムース、豆腐や茶碗蒸しなど口当たりがよく、消化のよいものにします。

腸の働きを助けて腸内細菌を増やす、ヨーグルトや乳酸菌飲料なども利用しましょう。ただし、とりすぎると下痢をしやすいので、様子をみながら少しずつとります。

●術後1ヵ月間は全がゆから軟飯《なんぱん》程度　主食は全がゆから、やわらかめのごはん、やわらかく煮たうどんなどにし、徐々に通常食に戻します。おかずは栄養バランスを考え、肉・魚、野菜、乳製品、果物などをできるだけやわらかく調理します。術後1ヵ月間のあいだに、とりたい食品とひかえたい食品は次のとおりです。

術後1ヵ月間にとりたい食品……おかゆ、うどん、鶏のささみ、白身魚、豆腐、緑黄色野菜、牛乳、ヨーグルト、チーズ、缶詰の果物、麦茶、ゼリーなど。

術後1ヵ月間はひかえたい食品……玄米、中華麺、脂身の多い肉、根菜類、海藻類、漬物、繊維の多い果物、しらたき、香辛料、炭酸飲料、揚げ菓子など。

毎食1品程度とりたいのは、鶏肉や白身魚、大豆製品など、消化しやすく、たんぱく質を多く含む食品です。一方、ひじき、ごぼうなど固くて食物繊維が多い食品、脂質の多い食品は、消化が悪く腸に負担がかかるので術後1ヵ月はひかえめにします。乳製品以外の発酵《はっこう》食品、香辛料などの刺激物、アイスクリームなどの冷たい食品、アルコールは、腸を刺激しすぎて消化不良を招き下痢をしやすくなるので、主治医の許可が出るまではさけてください。

●1ヵ月以降は通常食にし量も増やす　おなかの調子と体調をみながら、いろいろな食材や献立を試し、食べる量も少しずつ増やしましょう。油脂類を使ったものもひと口食べてみて、問題がなければ徐々に食べる量を増やします。

術後1～2ヵ月たつと食欲が戻ってきますが、食べすぎるとおなかが張るので要注意。「食欲が戻る」イコール「腸の機能が元どおり」ではありません。食べすぎないように心がけてください。

●外食はあっさり系を少なめに　気分転換に外食するのもよいことですが、腸の機能が低下していると下痢をしやすいので、メニュー選びには注意します。香辛料が多いものや脂っこいものはさけ、和食などあっさりしたものにしましょう。また食べる量も、腹八分目より少なめにしたほうが安心です。

Q46 術後は食べかたに注意が必要ですか？

大腸がんの術後は、食べ物だけでなく食べかたにも注意します。腸の機能が低下しているあいだは、ちょっとした刺激でも下痢《げり》をしやすいので、食べるときに次の3点を心がけましょう。

●**食事量は腹六分目程度から徐々に増やす**　これまでどおりに食べると腸に負担をかけ、下痢や便秘などを招きます。まずは腹六分目を目安にし、術後2～3ヵ月で元に戻すように、少しずつ食べる量を増やします。外食などで提供された量が多い場合は、勇気を出して残し、腹八分目より少なめにしましょう。

●**ゆっくりかんで食べる**　腸の粘膜への刺激や負担を軽減するために、よくかんで食べます。それが下痢、おなかの張りなどを防ぐことにつながります。

●**リラックスして食べる**　食事は楽しくとるのがいちばん。器や盛りつけを工夫したり、好きな音楽を聴いたり、家族や友人といっしょに食べましょう。

Q47 おならや便のにおいは食べ物で改善しますか？

大腸がんで手術を受けたあと、手術前よりもおならや便のにおいが強くなった、変わったと感じる患者さんが多くみられます。これは、手術や術後に使われる抗菌薬などの影響により、もともとの腸内細菌叢《さいきんそう》のバランスが乱れることが原因です。腸内の善玉菌など菌の種類や数、バランスが変わったために、においも変わるのです。

においが変わること自体は異常ではないので、心配はいりません。ただ、食品によってはにおいが強くなったり、おならが出やすくなったりすることがあるので、出かけるときや人前に出るようなときには、こうした食品をひかえるとよいでしょう。

● **においを強くする食べ物**　たんぱく質の多い肉類や甲殻類、香味野菜、豆類、発酵《はっこう》食品、アルコールはおならや便のにおいが強くなる傾向があります。

● **ガスが出やすくなる食べ物**　腸内での発酵をうながす食品や食物繊維が多いものは、ガスがたまったり、出やすくなったりします。

におい対策のためにひかえたい食べ物

便やおならのにおいは、下記の食品を食べすぎないようにすると軽減できます。まったくとらないと栄養が不足する食品もあるので、複数の食品が１食に重複しないようにしましょう。

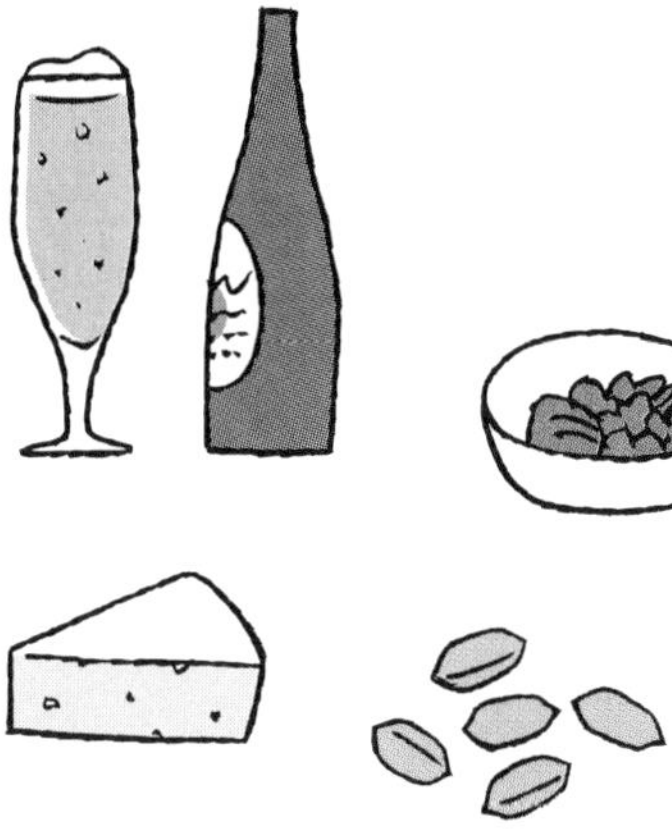

◀においを強くする食べ物

- たまねぎ、ねぎ、にんにく、にらなどの香味野菜、アスパラガス
- ビールなどのアルコール類
- ピーナッツ、大豆（煮豆や炒り豆）、キムチなど
- 牛・豚・鶏肉、チーズ、かにやえびなどの甲殻類

ガスが出やすくなる食べ物▶

- 炭酸飲料やビール
- さつまいも、じゃがいもなどのいも類
- ごぼうやかぼちゃなど食物繊維が多いもの
- 大豆などの豆類、納豆、きなこなど
- しいたけ、エリンギ、しめじなどのきのこ類

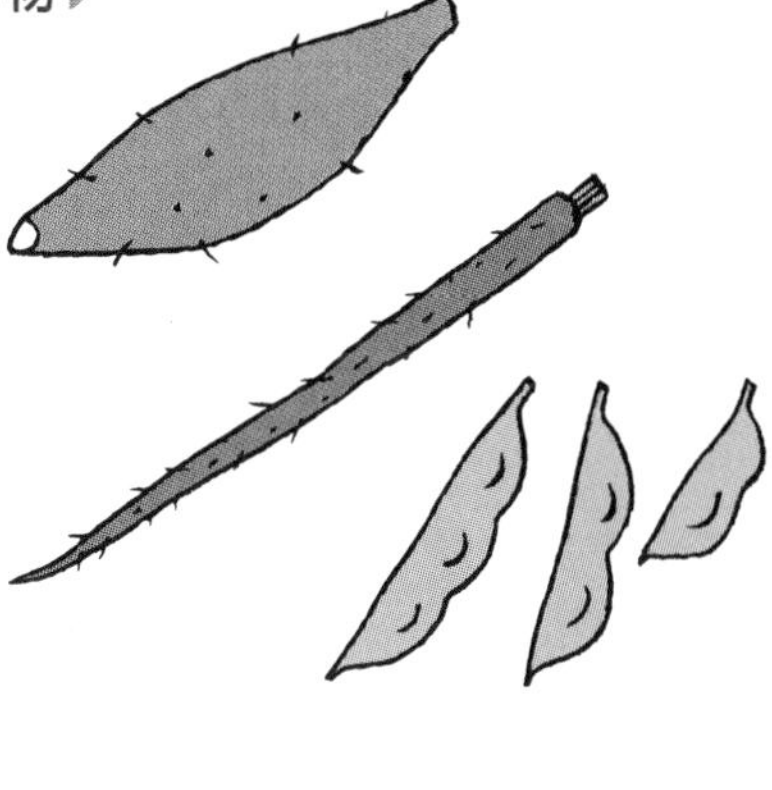

Q48 手術の傷跡に服が触れないか心配です……

手術を受けたあと、おなかの傷が気になる人も多いでしょう。しばらくは傷跡が目立ちますが、徐々に目立たなくなるので、あまり気にしすぎないようにしましょう。

●制約はほとんどない　腹腔鏡《ふくくうきょう》手術では、傷が小さいのであまり気になりませんが、開腹手術後はおなかに大きな傷跡が残るので、しばらくはしめつけないようにします。傷が治ったら、あまり気にする必要はありません。もし、傷跡に痛みなどがあるときは、主治医に相談してください。

術後しばらくは頻便《ひんべん》や便もれが起こりやすいため、ウエストがゴムの衣類だと、脱ぎ着が簡単です。紙パンツなどは薄型にすれば、服装を気にせず使いやすくなります。

●人工肛門をつくった人の注意点　人工肛門がおなかにあるため、服装について3つの注意点があります。もし困ったことがあったら、主治医や看護師に相談するか、ストーマ外来を受診して対策を教えてもらうとよいでしょう。

❶おなかをしめつけない　装具をしめつけると便もれの原因となります。人工肛門の真上でベルトをしめたり、きつい下着などで圧迫したりしないようにします。

男性は、ベルトが人工肛門や装具にあたりやすいので、サスペンダーを使う人が多いようです。ズボンはウエストに少しゆとりがあるサイズを選びましょう。

服装面では、女性のほうが影響を受けにくいといえます。ベルトがないワンピースやプリーツがあるスカートなら、装具などを圧迫せず目立ちにくいでしょう。

❷下着は通気性を考えて　装具をつけていると汗をかきやすいので、通気性がよく、汗を吸収し、すばやく乾く素材がおすすめ。におい対策のために、毎日着替え、外出先で汚したときのために、着替えを持っておくと安心です。ストーマ袋が直接肌に触れ続けると、汗をかいて蒸れ、あせもやかぶれの原因になります。下着に切りこみを入れて、そこから袋を外側に出すなどのひと工夫が必要です。

❸薄着だと装具が見えやすい　夏場など薄着になると装具が透けることがあります。とくに、男性に多いようです。海外では男女ともあまり気にしないことが多いようですが、日本では周囲の目を気にしてか、あまり極端なケースはありません。ただ、公共の場ではできるだけ装具が目立たない服装を心がけたほうがよいでしょう。

Q49 入浴中に便意が起こりそうで不安です……

術後は排便のコントロールがむずかしくなったり、人工肛門のケアにとまどったりして、入浴時に困ることがあります。肛門機能を温存した人、人工肛門をつくった人にかかわらず、大腸がんの手術を受けたあとは、排便に関するケアが必要です。

頻便《ひんべん》や便もれの症状があると、入浴中に急に便意をもよおしてあわてたり、浴室を汚してしまったりすることがあります。人工肛門をつくった人では、浴槽に入ってよいのかと迷う人もいます。そのため、以前のように入浴してもリラックスできない、温泉に入る楽しみがなくなったと悲観する人もいるようです。しかし排便や体力面の注意点さえ知っておけば、家庭でも公衆浴場でも、安心して入浴できます。

● **肛門機能を温存した人**　心配なのは急な便意と便もれです。**食後すぐはとくに便意が起こりやすいので、しばらく時間をおいてから入浴する**とよいでしょう。

体力がまだ十分でないうえ、しゃがんだり前屈みの姿勢になったりすると腹部に負担をかけるので、浴室ではイスに座るとよいでしょう。

下痢《げり》や頻便のあるときは、入浴するのが不安かもしれません。体を清潔にするためだけでなく、お風呂で温まると腸の働きや体調もよくなるので、できるだけ入浴することをおすすめします。心配なときは、**介護用品の簡易便器などを脱衣所に用意しておく**と安心です。

入浴は体力を消耗するので、体力が回復していないうちは長湯をさけます。湯船に長い時間つかるとかえって疲れるので、ほどほどにしましょう。

● **人工肛門をつくった人**　自宅での入浴なら、装具をつけたままでも、はずした状態でも入浴できます。人工肛門からお湯が入る心配はないので、湯船につかっても、まったく問題ありません。

装具をはずして入浴したら、人工肛門のまわりの皮膚についた面板《めんいた》の粘着剤や汚れを、石けんを泡立てやさしくていねいに洗います（→Q38）。食事のあとは腸の動きが活発化して、便が多く出やすいので、しばらく時間をおいてから入浴するとよいでしょう。装具をはずして湯船に入る場合は、**人工肛門に入浴用の保護シート（使い捨て）を貼っておくと便もれを防ぐことができます。**

Q50 手術で低下した体力は、いつ回復しますか？

手術や入院で筋力と体力が低下するため、退院してからも、しばらくは何もしなくても疲れを感じることが多いものです。そのままにしておくとますます筋力が低下し、体調も回復しにくくなります。退院後しばらくは、無理は禁物ですが、かといってそのまま安静にしてばかりいると体力が回復せず、社会復帰が遅れてしまいます。

手術を受け、**退院したあとの1ヵ月間はできるだけ体に負荷をかけない**ようにします。**傷の状態や体調が落ち着いてきたら、社会復帰のためにも、少しずつ運動をはじめて筋力と体力をとり戻します。**次のようなス

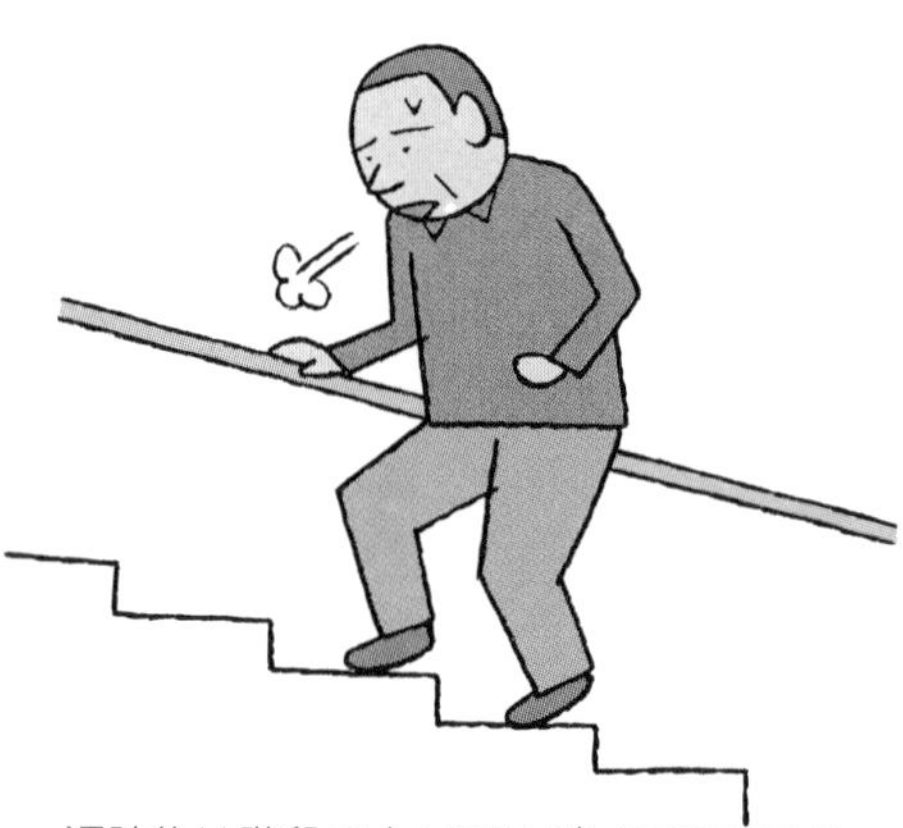

退院後は階段の上り下りだけで疲れることも。少しずつ、軽い運動からはじめる

テップで、体力の回復に努めましょう。

●**術後1ヵ月は日常動作から**　退院直後は無理をしてはいけません。治療と入院で体力が衰えていて体重も減る人が多く、また術後の傷もふさがったばかりで痛みもあるので、腹筋を鍛えるような激しい運動は禁止されます。

家事の手伝いや身の回りの支度、軽い散歩などをしながら、傷の回復を待ちましょう。自宅での療養生活に慣れてきたら、短時間の歩行からはじめ、少しきついと感じたところで、やめるようにします。

●**術後2～3ヵ月は少しずつ体を動かす**　傷の状態が落ち着いてきたら、徐々にもとの生活に戻れるように、こまめに体を動かすようにします。主治医の許可が出たら、軽いストレッチや散歩などで体を動かし始め、徐々に活動範囲を広げましょう。

肛門を切除して人工肛門をつくった人は、自転車に乗るとおしりの傷を圧迫して痛むことがあります。乗るのは傷の痛みがなくなってからにしましょう。

●**3ヵ月以降は適度な運動を開始**　3ヵ月をすぎたら、適度に体を動かしはじめます。運動には筋力・体力アップだけでなく、全身の血行をうながす、心肺機能を高める、食欲増進、ストレス解消など多くの効果があります。ウォーキングや軽めのジョ

おすすめの種目とさけたい種目

術後３ヵ月たったら、適度に体を動かしましょう。おなかを強く圧迫したり、腹圧をかけたりしない種目が適しています。

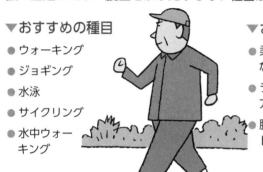

▼おすすめの種目

- ウォーキング
- ジョギング
- 水泳
- サイクリング
- 水中ウォーキング

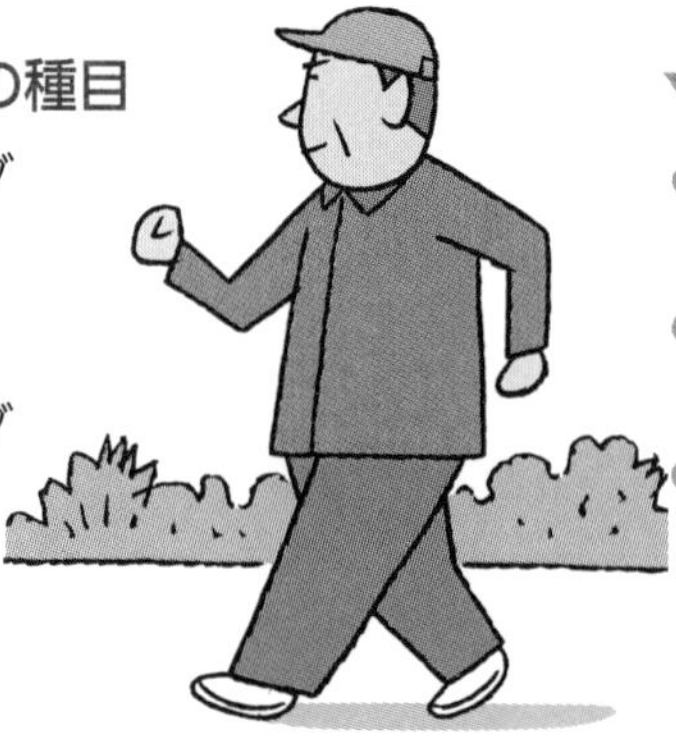

▼さけたい種目

- 柔道やレスリングなどの格闘技
- ラグビー、アメフトなど
- 腹筋などの筋力トレーニング

ギング、水泳などの有酸素運動は、持久力がつくのでおすすめです。上記の種目を参考にしてください。なお、運動時は急に便意をもよおすことがあるので、トイレ対策をしておくと安心です。

人工肛門がある人も、もちろん運動ができます。水中でも使用できるパウチがあるので、水泳もできます（→Q41）。運動前に、「装具を空にしておく」「トイレの場所を確認する」「汗をかいたら早めに装具を交換する」「サージカルテープや人工肛門の装具用のベルトで固定する」などの対策をとると、運動時も安心です。種目は、上記のようにおなかや人工肛門を強く圧迫しないものを選びましょう。

Q51 手術後、どのくらいで職場復帰ができますか？

退院したら、できるだけ早く職場復帰をしたいと考える人も多いでしょう。あまり長期間休職すると、仕事を失うかもしれないと不安を抱えている人もいます。

退院後、**職場復帰までの期間には個人差が大きく、数週間で戻れる人もいれば、数ヵ月かかる人もいます。**自分のペースで、無理なく進めることが肝心です。そのためには、まず体調を整え、排便のコントロールや人工肛門のケアを身につけましょう。そのうえで、少しずつ外出する回数や時間を増やして、体を慣らしていきます。

職場復帰は一足飛びにはいきません。退院後は体力をつけ、体調を整えることを優先し、自宅療養をします。その後、体調をみながら近所の散歩や買い物などで体を慣らしつつ、外出先で時間をすごす練習をします。復帰へのステップは次のとおりです。

❶自宅療養　肛門機能を温存した人も人工肛門にした人も、自宅療養をしながら排便リズムを整えましょう。そのあいだに散歩をしたり、近場に電車・バスで移動するな

ど、外出の練習をしていきます。

❷職場復帰の準備　退院の1～3ヵ月後、無理なく外出できるようになってきたら、主治医に相談して職場復帰の時期を決め、勤務先との相談もはじめます。

職場復帰にあたっては、**あらかじめ自分の体調について上司や同僚に説明し、理解を得ておきましょう。**トイレが近いこと、定期検診や追加治療で通院が必要なため欠勤や早退、遅刻があること、残業が当分できないこと、飲食の付き合いがむずかしいことなどを具体的に伝えておきます。

急な便意やもれなどのトラブルに備え、通勤ルートの駅のトイレやオストメイト対応のトイレ（→Q40）の位置を確認しておきます。電車などは何両目に乗るとトイレに近いかなど、こまかくチェックしておくと、いざというときあわてずにすみます。

❸職場復帰　時短勤務や時差通勤が認められているときは、上司に相談して手配してもらいます。職種によっては、デスクワーク中心の仕事や残業のない部署への配置転換をしてもらえる場合もあります。体調面でも体力的な面でも、以前と同じように働くのはストレスが強く、むずかしい場合もあります。再発・転移のリスクもあるため、くれぐれも無理しないようにしましょう。

Q52 手術後、どのくらいから旅行ができますか?

旅行は、気分転換やストレス解消にもなります。排便の状態がある程度落ち着いてきて、体調がよければ旅行してもかまいません。**個人差がありますが、退院から3ヵ月以上たてば、ほとんどの人は排便コントロールもうまくできるようになり、旅行も十分に可能です。**海外旅行も準備さえきちんとしておけば、とくに問題ありません。人工肛門をつくった人も同様で、ケアに慣れれば旅行はできます。

スケジュールは、ゆとりをもって行動できるよう、無理をしない範囲で計画を。最初は日帰り旅行や1泊2日の短い期間で試し、徐々に長めの日程にするとよいでしょう。実際に旅行することで、必要な道具や改善ポイントがみえてくるものです。

● **準備は万全に**　旅先のトイレの場所を確認し、体調の変化があったときに備え、旅行先の医療機関を調べておきましょう。着替えは日程よりも多めに用意し、できれば手荷物にも予備の下着などを入れておきます。主治医に相談して、要注意の症状を確認し、予備の薬なども多めに持参します。新幹線は、自由席のときはトイレ近くの席を確保し、指定席のときは予約時にトイレ近くの座席を指定します。飛行機でも、できるだけトイレの近くの席を予約しましょう。

人工肛門のある人は事前の準備がいっそう大切です。装具は旅先では簡単に入手できないので、多めに準備し、着替えも用意します。また、飛行機や新幹線などは、予約時に身体障害者手帳（↓Q54）を提示するなどして人工肛門であることを伝え、座席をトイレの近くにしてもらうと安心です。旅行先でトラブルがあったときに連絡できるよう、オストメイトの会の連絡先を事前に確認しておくとよいでしょう。

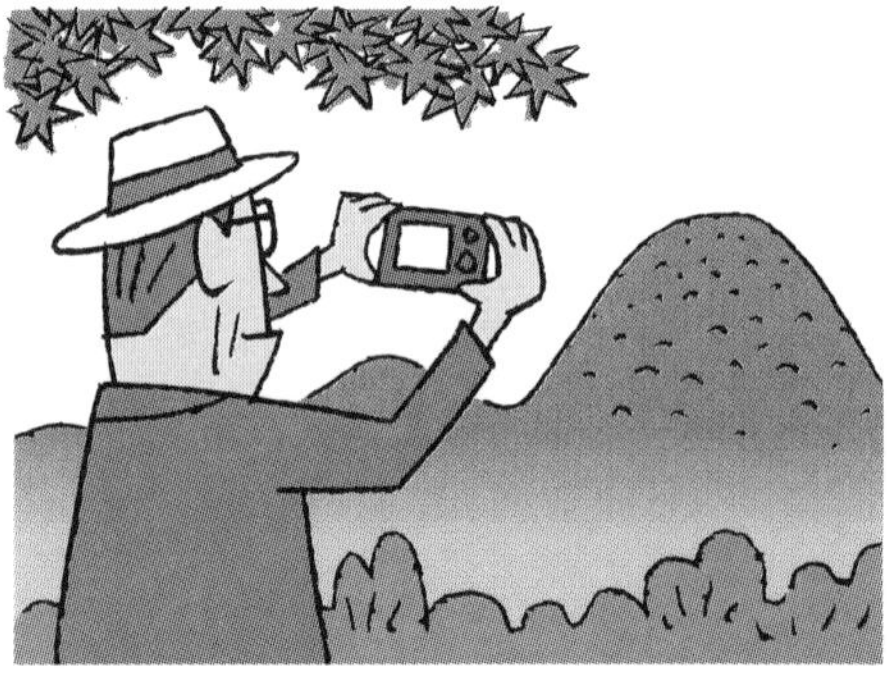

旅行を楽しむためにも、準備をしておこう

● **移動中の注意点** 車や電車、飛行機などに乗る前にトイレをすませ、人工肛門の人は装具を空にします。飛行機では気圧の変化で装具がふくらみやすいので、あらかじめガス抜きフィルターをつけたり、ガスがすぐに抜けるようにしておきましょう。

長距離移動は、想像以上に疲れます。**移動の途中や到着してから、十分な休みをはさむことが重要**です。また、体調が悪いときは無理をせず、勇気を出して旅行を中止しましょう。

● **旅行中の飲食物**　炭酸飲料やガス入りミネラルウォーターなど、ガスを発生させやすい飲食物（→Q47）に気をつけます。新幹線や飛行機のなかでは、食べすぎないようにしましょう。食べ物や水が合わずに下《げ》痢《り》などしたときは、無理をせずに休んでください。

心配しすぎるとストレスになり、かえって排便コントロールが乱れることがあるので、**ゆったりと旅を楽しむことを優先**してください。そのためにも、スケジュールはゆとりをもたせて組んでおくとよいでしょう。

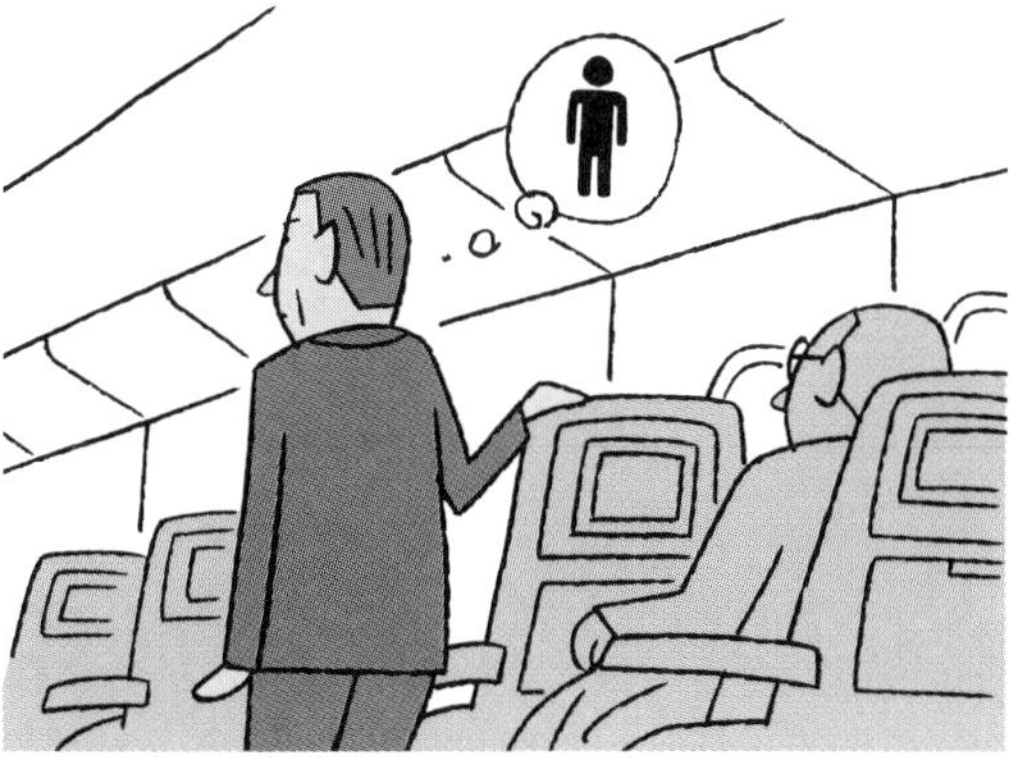

旅行中もトイレをがまんしないで。飛行機や新幹線では、トイレの近くの席だと安心

Q53

仕事を続けながら治療することはできますか？

患者さんの悩みのひとつに、仕事に関するものがあります。治療に専念するには仕事をやめたほうがよいのか、治療しながら働けるだろうかなどと悩む人が多いのです。その背景には、経済的な問題や長期間休職することへの不安があります。

がんの診断を受けて退職したり廃業したりした人は働いている人の約20％、そのうち診断直後から初回治療までのあいだに仕事を辞めた人は約50％に上ります*。しかし、がんの患者さんのなかには、仕事をしながら通院している人が多くいます。先走って仕事をやめる前に、主治医に相談してみましょう。**病状により、仕事を続けながら治療できることもあります。**

自分の人生観や働きかたで治療法の選択に迷ったときは、家族を交えて主治医とよく話し合うとよいでしょう。どうしても納得いかないときには、セカンドオピニオン（→Q25）をとるのもひとつの方法です。

* 厚生労働省委託事業「患者体験調査報告書　平成30年度調査」（国立がん研究センターがん対策情報センター）

●薬物療法と仕事を両立するには 術後補助薬物療法の場合（→Q18）、期間は患者さんによりますが、原則として6ヵ月間です。2～3週ごとに通院し、外来で治療を受けます。薬物療法中は仕事を休む方法もありますが、仕事を続けることも可能です。副作用の現れかたは個人差があり、治療を続けるうちに対処法もわかってきます。

●主治医と看護師に相談 治療のスケジュールと、副作用が現れやすい期間など体調の変化について、主治医に確認します。副作用による下痢《げり》や口内炎など、通勤中や業務中に困ることがあれば、薬などで抑えられないかを主治医に聞いてみましょう。抜け毛や顔色の悪さなど外見が気になる場合、看護師に相談を。ウイッグや、男性でも自然に見えるメイクなどで対処できるかもしれません。

●職場では周囲に相談 職場では上司や同僚に病気と治療について伝え、副作用が現れやすい期間や副作用対策として必要な配慮を伝えましょう。一般的に、肉体労働よりもデスクワークのほうが働きながら治療を続けやすいので、可能であれば異動を申し出るのもひとつの方法です。体調が悪いときは無理せず、時短勤務にしてもらったり休んだりして、体調のよいときに休んだぶんをカバーするなど、体の調子に合わせて続けられる働きかたを探してみてください。

Q54

療養で利用できる公的なサービスはありますか？

手術後の療養には1～3ヵ月かかります。患者さんの状態によっては、退院して自宅に戻ったあとの日常生活で介護などが必要になるケースがあります。術後の容態によっては、在宅医療が欠かせなくなる場合もあります。療養生活が長引くと、個人や家族のがんばりだけでは限界があるので、無理せず公的サービスを積極的に使って、負担を軽減しましょう。

●**傷病手当金**　就労中の人が、業務外の病気やケガで仕事ができない場合に利用できます。申請方法など、くわしい条件については健康保険の窓口で確認してください。

●**身体障害者手帳**　永久的な人工肛門をつくった人が、術後に申請できます（等級は主に4級で、個人差あり）。居住地の市区町村役所の障害福祉課や福祉事務所で所定の用紙をもらい、身体障害者診断書・意見書、顔写真などを持参して手続きをすると、審査後に身体障害者手帳が交付されます。手帳があると装具の購入時に使える日常生活用具支給券の交付を受けたり、交通機関の運賃が割引になったりします。

人工肛門をつくった人は、ほかに、**年金加入者であれば障害年金の給付、障害者控除、医療費控除**なども受けられるので、自治体の窓口で併せて相談しましょう。

●**介護保険** 65歳以上で介護が必要だと認定されると、等級に応じた介護サービスを受けられます。医師が「回復が困難」と診断した末期がんの患者さんは、40歳以上の人も利用可能です。在宅介護サービスには、訪問介護、訪問看護、家事援助、福祉機器のレンタルなどがあります。利用料は、1割（一定以上所得者は2～3割）の自己負担ですみます。申請は市区町村の福祉担当窓口です。

●**在宅医療** がんの患者さんでは、在宅での緩和ケアや終末期医療をおこなうこともあります。在宅医療行為には、酸素吸入、たんの吸引、カテーテルを使った排尿（導尿《どうにょう》）、経管栄養などがあります。本来、医師か看護師しかおこなえないのですが、家族に限って一部が認められています。医師などの指導を受けたうえでおこないます。

患者さんが家計の大黒柱で、**療養により収入が途絶えて生活に困るような場合は、生活保護、生活福祉資金貸付制度などを利用する方法もあります。**市区町村の福祉担当窓口や年金担当、厚生年金の年金事務所などに相談してみましょう。

Q55 家族には何ができますか？

本人ががんの治療を終えて退院し、家に戻ってくるとなると家族は構えてしまうかもしれませんが、あまり心配する必要はありません。本人が自分で体調を管理できるようになることが、社会復帰の第一歩ですから、高齢で介護が必要な場合や、体力が著しく低下している場合以外には、特別な注意は不要です。

ただ、**腸の機能が低下しているときは、食事とトイレのサポートが必要**です。腸の機能が回復していないうちは、食材をこまかく刻んだり、やわらかめに調理したりして、量も少なめにします。回復したら、基本的に家族と同じものを食べてよいでしょう。トイレは本人に任せ、ひとりでできないときに手助けするようにします。

家族が犠牲になって、あれこれ尽くそうとすると、本人は負担に感じたりします。**本人に任せることと家族が手伝うことを整理し、お互いに負担を減らすようにします**。例えば、次のようなことを心がけるとよいでしょう。

● **ふだんどおりに接する** 病気だからと構えないでください。これまでどおりに接したほうが、本人もリラックスできます。家族のひとりに負担がかかったり、背負いこんだりしないようにしましょう。家族も自分自身を大切にしてください。

● **本人の話を聞く** 気分がふさいでいたり、悩みがありそうなときは話を聞きましょう。ぐちをこぼしたときには、話を聞くだけでも本人は楽になります。励ますのではなく、共感して話を聞いてください。

● **セルフケアを心がける** ケアをする側の家族が術後のケアをがんばりすぎてストレスをためこむことはさけたいものです。家族も、趣味の時間をもってリラックスしたり、ときには別の人にケアを頼んだりして、息抜きをしましょう。

● **本人が診察や検査を休みがちなときは主治医に相談する** 治療期間が長くなると、悲観的になって「治療をやめたい」などと言い出す人も少なくありません。実際に、診察や定期検診に行くのをやめてしまうことがあります。

このような状況になって困ったときは、家族から主治医に連絡してください。また、相談支援センター（↓Q56）などを利用するのもよいでしょう。家族だけで抱えこまず、外部の人を頼ることが大切です。

Q56 家族が悩みを相談できるところはありますか？

がんと診断されたとき、本人と同じくらい、あるいはそれ以上に家族もショックを受けます。精神的、肉体的、経済的な負担がのしかかり、本人や家族だけでは問題を抱えきれず、悩みを深くするケースもあります。

このようなときに利用したいのが、**全国のがん診療連携拠点病院（がん拠点病院）に設置されている「相談支援センター」**です。がんの専門相談員の研修を受けた看護師や医療ソーシャルワーカー（ＭＳＷ）などが、がんの治療情報の提供、患者さんや家族の心のケア、生活支援や助成制度などの情報を提供しています。ほかにも、がん治療の専門病院が相談窓口をもうけていることがあるので、自治体に問い合わせてみましょう。

● 相談支援センターの探しかた

下記の国立がん研究センター「がん情報サービス」ウェブサイト内の「がん診療連携拠点病院などを探す」で検索できる

ホームページ　https://hospdb.ganjoho.jp/kyoten/kyotensearch

5

再発への向き合いかた

Q57

退院後の定期検診では、何を調べますか？

手術や内視鏡治療を受けたあとも、定期的に画像検査や血液検査などを受ける必要があります。これは大腸がんにかぎらず、すべてのがんで共通です。**がんという病気は、再発を起こすことがあるからです。**

がんは、治療でとりきれたようにみえても、目にはみえない細胞レベルで体内に残っていて、それが時間の経過とともに再び大きくなることがあります。治療後に同じがんが再びみつかることを「再発」といい、**治療した場所の近くでみつかった場合を「局所再発」、別の臓器や器官でみつかった場合を「転移」といいます。**

転移する部位は、リンパ節のほか、肝臓や肺などさまざまです。たとえば、大腸がんが肝臓に転移した場合は、「肝臓がん」ではなく「肝転移」と呼びます。肝臓にがんがあっても、最初にできた部位（原発巣）の性質をもっているため、薬物療法の場合は大腸がんの薬を使います。

●大腸がんの部位別の特徴　直腸がんは、結腸がんよりも局所再発のリスクが高いのが特徴です。直腸は短いうえに骨盤に囲まれ、周囲には膀胱《ぼうこう》や前立腺、子宮などの臓器や排泄《はいせつ》にかかわる神経があり、切除がむずかしい部位であるため、とり残しによる局所再発が起こりやすくなってしまうのです。

一方、結腸は直腸より長く、手術時の視野も確保しやすく、広範囲にわたり切除できます。そのため、直腸がんに比べて局所再発は少ないのですが、肝臓などへの転移がみられます。

大腸がんは、ほかの臓器のがんに比べると、再発は少なめで、**再発・転移しても、早く発見して切除できれば根絶できる可能性があります**。そのために、定期的に検査を受けて再発を早くみつけることが重要なのです。たとえ再発がみつかっても、あきらめずに治療に臨むことが大切です。

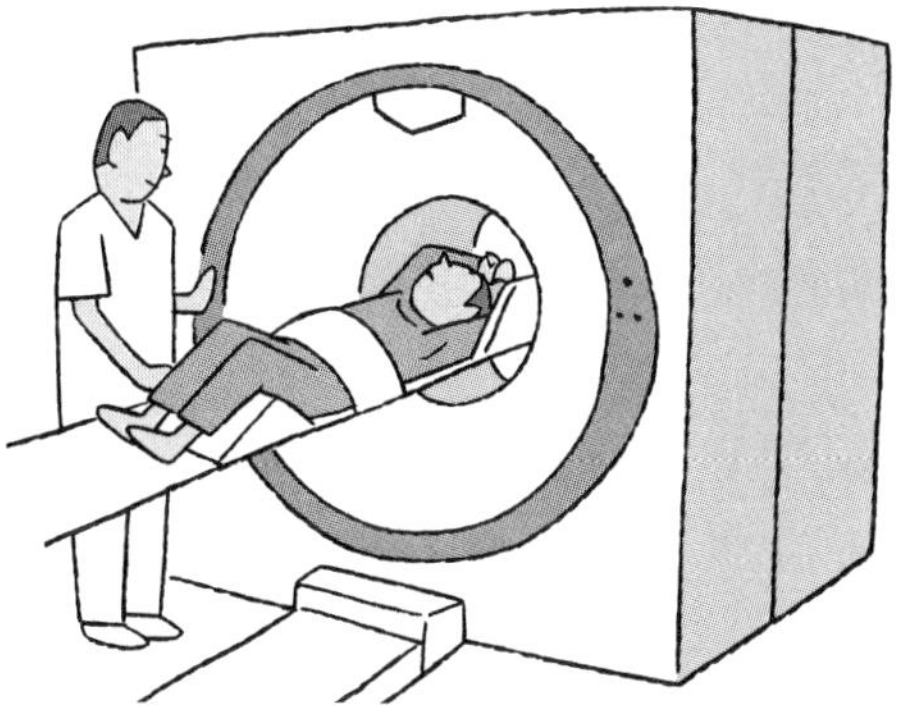

定期的に画像検査や血液検査を受けて、再発や転移がないかを確認する

Q58 定期検診はどれくらいの頻度で受けますか?

大腸がんの再発は、85%以上が術後3年以内に、さらに95%以上が術後5年以内にみつかっていて、手術後5年以降の再発は1%以下でした。* このデータから少なくとも5年間は欠かさず検診を受けてください。手術後は、次のように定期的に受診します。

●**3ヵ月間は頻繁に**　退院後3ヵ月間は、術後のチェックの意味合いが強く、受診の間隔も短めです。まず**10〜14日後**に手術の傷などが回復しているかどうかを確認されます。排便や排尿の症状を問診・診察し、必要に応じて下痢《げり》止めなどを処方されます。日常生活と食事の内容のチェックもあります。

次は**1ヵ月後**に、引き続き、排便など体調のチェックがおこなわれます。一般的には1ヵ月後くらいまでには病理検査の結果が出て、進行度が確定されます。その結果しだいで、追加治療が必要かどうかを判断されます。

●**3ヵ月以降は3〜6ヵ月ごと**　3ヵ月以降は、再発を中心に調べていきます。定

* 大腸癌研究会編『大腸癌治療ガイドライン医師用2022年版』金原出版

期検診が3～6ヵ月ごとになり、術後5年目まで各種の検査を受けます。検査の頻度や検査項目は、進行度が高かった人ほど多く、進行度が低かった人は少なくてすみます。具体的には、次のような検査が必要です。

問診、診察、血液検査……局所再発がないかを調べます。問診をはじめ、触診や直腸指診（直腸がんのみ）などの診察をおこないます。血液検査では「腫瘍《しゅよう》マーカー」といって、がんに反応して血液中に増える特定の物質を調べます。3年目までは3ヵ月ごと、4～5年目は半年ごとにおこないます。

CT検査……転移を早期に発見するには、CT検査が有効です。大腸がんの転移は肝臓と肺に多く、直腸がんでは骨盤内の局所再発も多いので、首から骨盤までを撮影します。3年目までは半年ごと、4～5年目は早期がんでは1年ごと、進行がんは半年ごとに受けます。肝臓や骨盤などを中心にMRIを撮ることもあります。

内視鏡検査……局所再発やポリープ、大腸がんがないかを調べます。人工肛門の人も、人工肛門から内視鏡を挿入して検査します。基本的には、術後1年以内に1回、その後は3年以内に1回受け、直腸がんでは3年目までは1年に1回ずつ受けることがあります。

Q59 大腸がんはどの程度再発しますか？

大腸がんは、比較的治りやすいがんです。ほかの臓器のがんに比べると再発は少なめで、再発は全体の約19％にみられ*、さらに進行度によって、下記のように変わります。

再発は、残った大腸やその周辺という局所に多くみられます。

●**局所再発**　手術でとりきれなかったがん細胞が大きくなったもの。局所再発が起こると血便や下痢《げり》が多くなり、進行すると排便困難になります。おしりや肛門、脚、おなかの痛みや張りが現れることもあります。

▼進行度別の再発率*

ステージⅡはリンパ節転移なし。ステージⅢはリンパ節転移あり

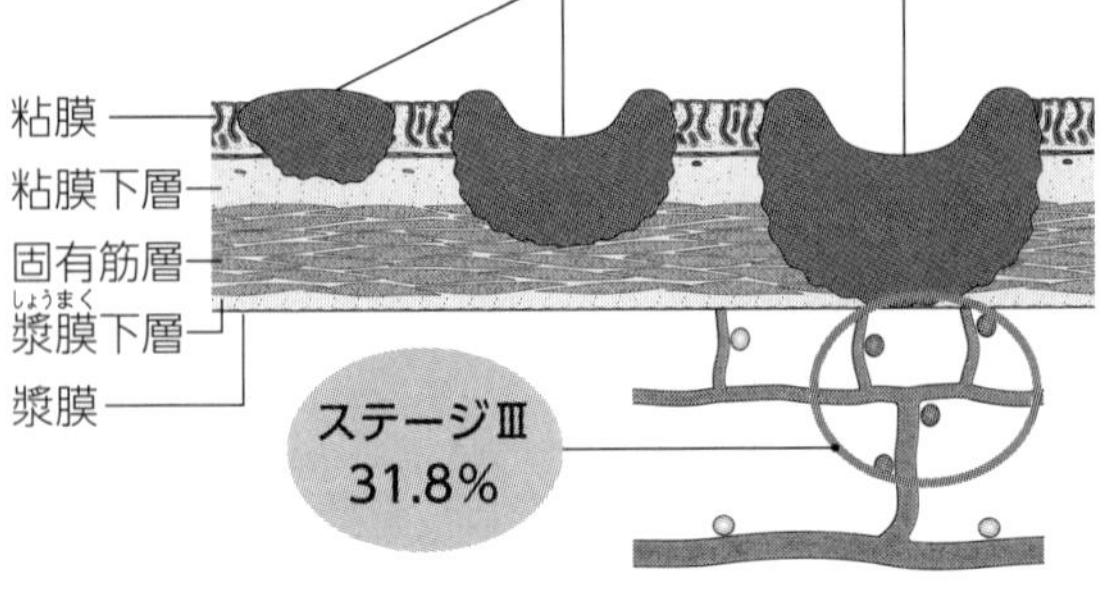

* 大腸癌研究会編『患者さんのための大腸癌治療ガイドライン 2022年版』金原出版

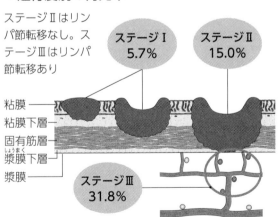

転移には、次の3つの種類があります。

遠隔転移（血行性転移）　がん細胞が血液中に入りこみ、血流にのってほかの臓器に移り、そこで増殖したもの。大腸がんでは肝転移と肺転移が多く、逆に骨転移や脳転移は比較的少ないようです。症状は転移した場所により異なりますが、転移の程度が軽度の場合、多くは症状がありません。しかし、肝臓にたくさん転移すると、肝臓でつくられる胆汁の流れが阻害され、皮膚や白目が黄色くなる「黄疸《おうだん》」が現れます。さらに進行すると、腹水《ふくすい》（おなかに水がたまること）やむくみがひどくなります。肺にたくさん転移すると、せきやたんが出て、気管内にがんができると血痰《けったん》が出るようになります。さらに進行すると呼吸困難が起こります。

リンパ節転移（リンパ行性《こうせい》転移）　リンパ液によって運ばれたがん細胞がリンパ管の分岐点であるリンパ節に転移したもの。がんが転移したリンパ節が大きくなり、しこりができることがあります。

腹膜播種《ふくまくはしゅ》（播種性転移）　がんが内臓深くに広がり、さらに突破して、おなかの中で、種をまいたように散らばり、あちこちで増殖したもの。進行するとおなかの臓器全体にがんが広がり、腹水や腹痛、嘔吐《おうと》などが現れます。

Q60 再発したとき、どう向き合えばよいですか？

再発がみつかったとき、初回よりもショックを受ける患者さんが多いものです。これは当然のこと。「もう治らないかもしれない」「人生の先がみえてきた」などと思う人も多いといわれます。確かに不安なことではありますが、**大腸がんの再発の治療法には効果が高いものもありますので、あきらめないでください。**

再発を告げられたときは、頭が真っ白になって、主治医の話をくわしくおぼえていない人もいるかもしれません。後日、気持ちが落ち着いてから確認することを整理しておきましょう。大事な話ですから、主治医は何度でも説明してくれます。

再発がみつかった場合の治療法の選びかたは、基本的に初発と同じです。初発と同様に治療方針があり、治療法にもいくつかの選択肢があります。治療方針にしたがって治療法を選択し、内視鏡治療や手術をおこなってがんを切除します。転移が２つ以上の臓器にあっても、がんの切除が可能なら手術して、根治を目指します。

治療法を決めるために、まず自分の状態を正確に把握してください。主治医に確認しておきたいのは、次のような項目です。

- **再発がどの臓器や器官、どの部分にあるのか**
- **どの程度の大きさか、数はいくつか**
- **手術などでの切除が可能か**
- **切除したあと、その後の生活にはどんな影響が出るのか**
- **手術ができない場合には、どんな治療法があるか**
- **その場合の治癒の可能性はどれくらいか**

再発時も、完全にとりきれると判断されたときは、外科手術が基本になります。切除ができないときでも治療法の選択肢はあるので、あまり悲観的にならずに主治医とよく話し合いましょう。

一方、**再発時の治療法の選択には、初発よりも本人の人生観が大きく影響する**のも事実です。大腸に加えて肝臓や肺の切除も必要となれば、手術の負担が大きくなるため、相応の体力が必要になります。できるかぎり治療を続ける人もいれば、治療より家族や自分の時間を優先する人もいます。自分にとってベストの選択をしましょう。

Q61 再発時の治療方針を教えてください

再発時も、切除できるなら手術などで切除することが基本です。がんの部位や数、患者さんの体力などによって、次のような治療方針が示されています。

● **再発や転移が1臓器のとき**　左記の3つの基準に当てはまれば、手術を検討します。そうでない場合には薬物療法や放射線療法を考えます（↓Q62）。

❶すべてのがんが切除可能である

❷切除後もQOL（生活の質）を保てるだけの臓器を温存できる

❸患者さんに手術に耐えられる体力がある

局所再発やリンパ節転移のときは、がんのある部位を切除します。初発でつなぎ合わせた部位に再発した場合は、手術でとりきれる可能性があります。がんが膀胱《ぼうこう》や前立腺、子宮や膣《ちつ》、仙骨《せんこつ》、尾骨《びこつ》にも広がっている場合は、骨盤内の臓器の一部、あるいはすべてを摘出することもあります（↓Q16）。

臓器への転移（遠隔転移）の場合、治療方針は次のとおりです。

肝臓、肺……体力があり、すべてのがんが切除可能で、切除しても肝臓や肺の機能が維持できるなら切除します。

脳……症状軽減のため、可能ならがんを切除し、放射線療法を補助的におこないます。病状により、放射線療法（ガンマナイフなど）をおこないます。

●再発や転移が2臓器以上のとき

2つ以上の臓器に転移があっても、がんをとりきれる可能性があり、患者さんに体力があって術後のＱＯＬをある程度保てるときは、手術をおこなうことがあります。

がんをとりきれない場合でも、全身状態がよく体力があるときは、まず薬物療法や放射線療法をおこない、がんが小さくなって切除が可能になり、患者さんの体力があれば手術を検討します。また、転移によって症状が現れたら、症状を抑える治療もおこないます。

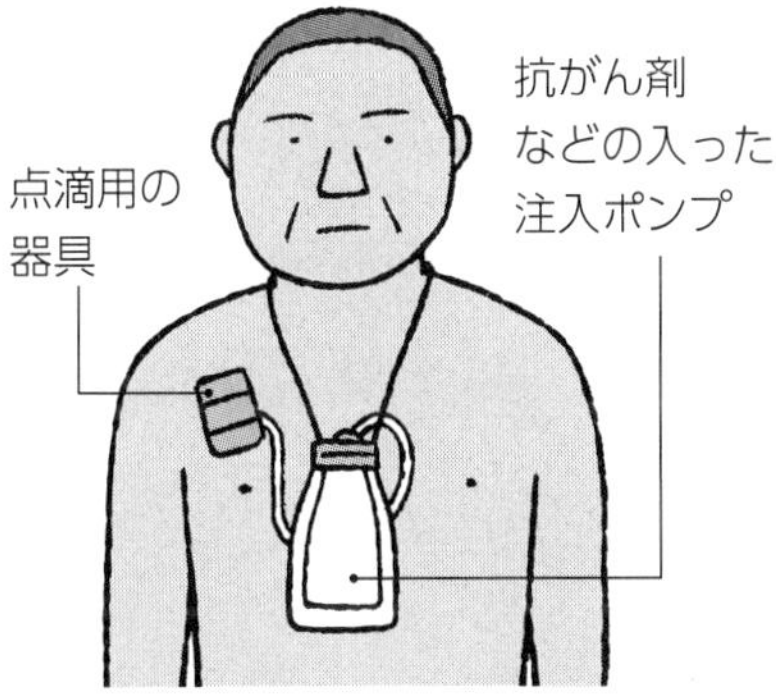

薬物療法で注射薬を使う場合、左または右の胸に点滴の針を刺す専用の器具を埋め込み、持続的に注入する方法がある。入院せず通院で受けられる

Q62 再発時の手術以外の治療法を教えてください

大腸がんでは、再発時に手術がむずかしい場合でも、次のように別の治療法があるのが特徴です。

● **放射線療法**　脳に転移した場合におこなわれます。切除できる場合も、事前にがんを小さくする目的で放射線を照射することがあります。また、**骨盤内の局所再発では、重粒子線《じゅうりゅうしせん》治療も受けられます**（→Q19）。

● **薬物療法**　手術がむずかしい再発に対して、もっともよくおこなわれる治療法です。薬物療法をおこなえる人は、「患者さんに体力があり、全身状態もよく、身の回りのことが自分でできる」「肝機能と腎《じん》機能が保たれている」「CTやMRIでがん病巣《びょうそう》が確認できる」という3つの条件があります。

使われる主な薬は、5－FU《ファイブエフユー》（フルオロウラシル）・オキサリプラチン・イリノテカンなどの抗がん剤、ロイコボリンという抗がん剤の効果増強と副作用軽減を目的とする薬、ベバシズマブなどの分子標的薬です。ほかにも、免疫《めんえき》チェックポイント阻害薬《そがいやく》を使うこともあります。薬の効果や副作用の現れかたを予測するために、手術時のがんの組織を用いて、**遺伝子を調べたうえで、薬の組み合わせが検討されます。**

●**局所療法** 以前は、**肝動注《かんどうちゅう》療法や熱凝固《ぎょうこ》療法**も転移に対する治療としておこなわれていましたが、薬物療法の効果が高くなったために、近年は減少しています。肝動注療法は肝臓に転移したがんに肝動脈から抗がん剤を直接注入する方法で、熱凝固療法は肝臓や肺に転移したがんに電磁波で熱を加え、がんを死滅させる方法です。

●**緩和治療** 以前は、がんの緩和治療といえば終末期医療と考えられがちでしたが、現在では終末期にかぎらず、がん治療の一環としてとらえられています。がんによる心身の痛みを軽減して患者さんのストレスを少しでもやわらげ、生活の質を維持・向上させて、がん克服のために前向きに治療にとり組めるようにすることが目的です。

がんは痛みが生じることが多く、それが患者さんに強い不安やストレスを与えます。しかし近年、痛みの治療は進歩しています。痛みの程度によってＮＳＡＩＤｓ《エヌセイズ》（非ステロイド系消炎鎮痛薬）や、より強力なモルヒネなどのオピオイド薬を使い分けることで十分にコントロールできるようになっています。

ストーリー 5

再発したが、手術でがんをとりきれた

手術でがんを切除できたら、その後の定期検診が重要です。再発の早期発見のためにも、欠かさず受けましょう。

あらすじ

直腸がんの手術を受け、人工肛門をつくったAさん。人工肛門のケアにも慣れ、順調に回復しています。

❶

主治医から、再発の可能性があるため定期検診が必要だという説明を受けました。術後1～3年は3ヵ月に1回、4年目以降には6ヵ月に1回検査を受けるように指示されました。

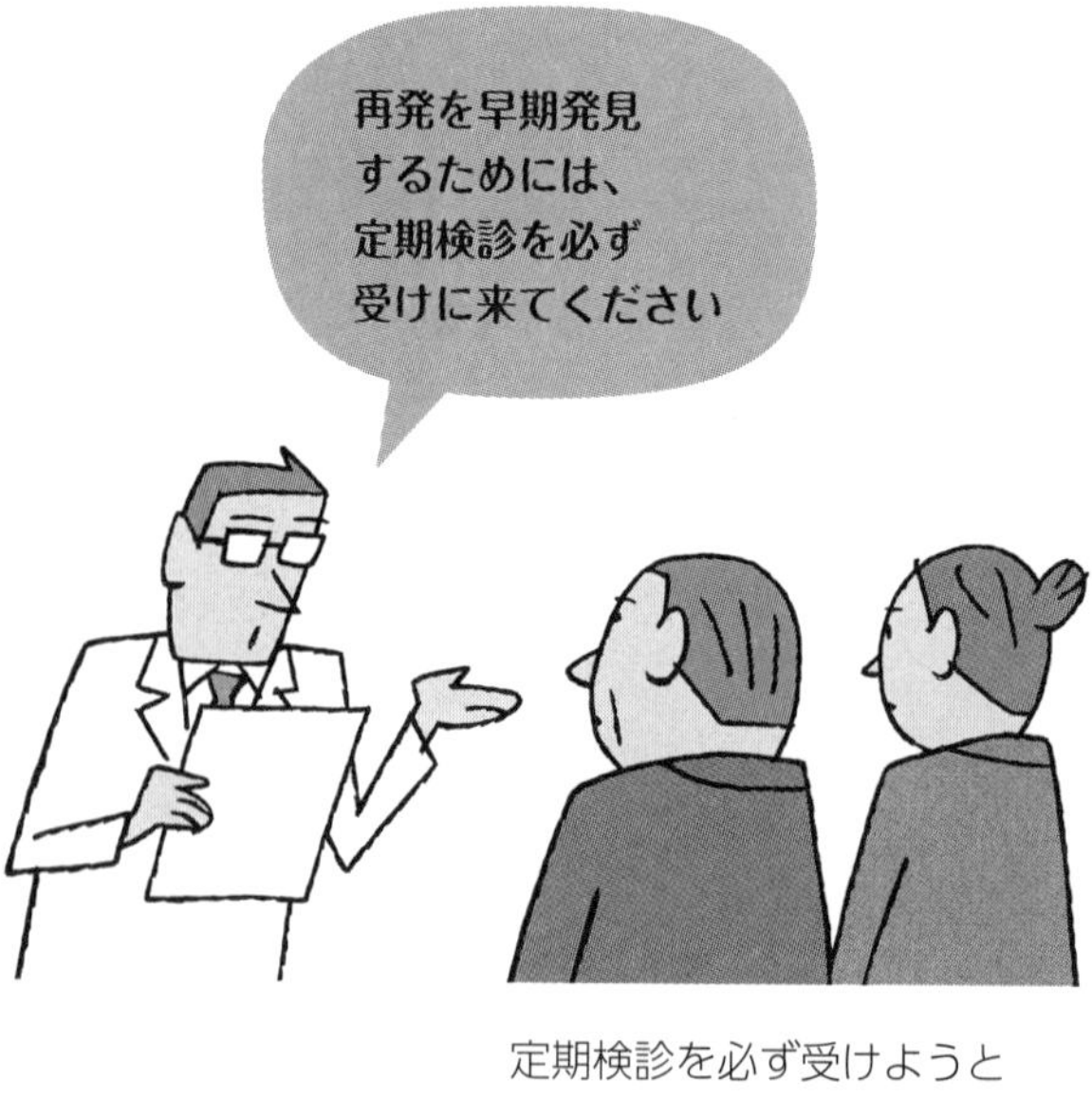
再発を早期発見
するためには、
定期検診を必ず
受けに来てください

定期検診を必ず受けようと思った

❷

Aさんは再発への不安を感じ、主治医にもっと頻繁に検査が受けられないのか聞いてみました。主治医から、指示した間隔で検診を受けていれば、再発してもすぐわかるから安心してと説明されました。

POINT

もしがんが残っていても、検査でわかるまでには時間がかかります。再発の不安を軽減するためにも、定期検診を受けて経過を観察することがいちばんです。

❸

主治医の指示を守って定期検診を受け、毎回「問題ありませんね」といわれて安心しました。しかし、3年後の定期検診で局所再発が発見されました。

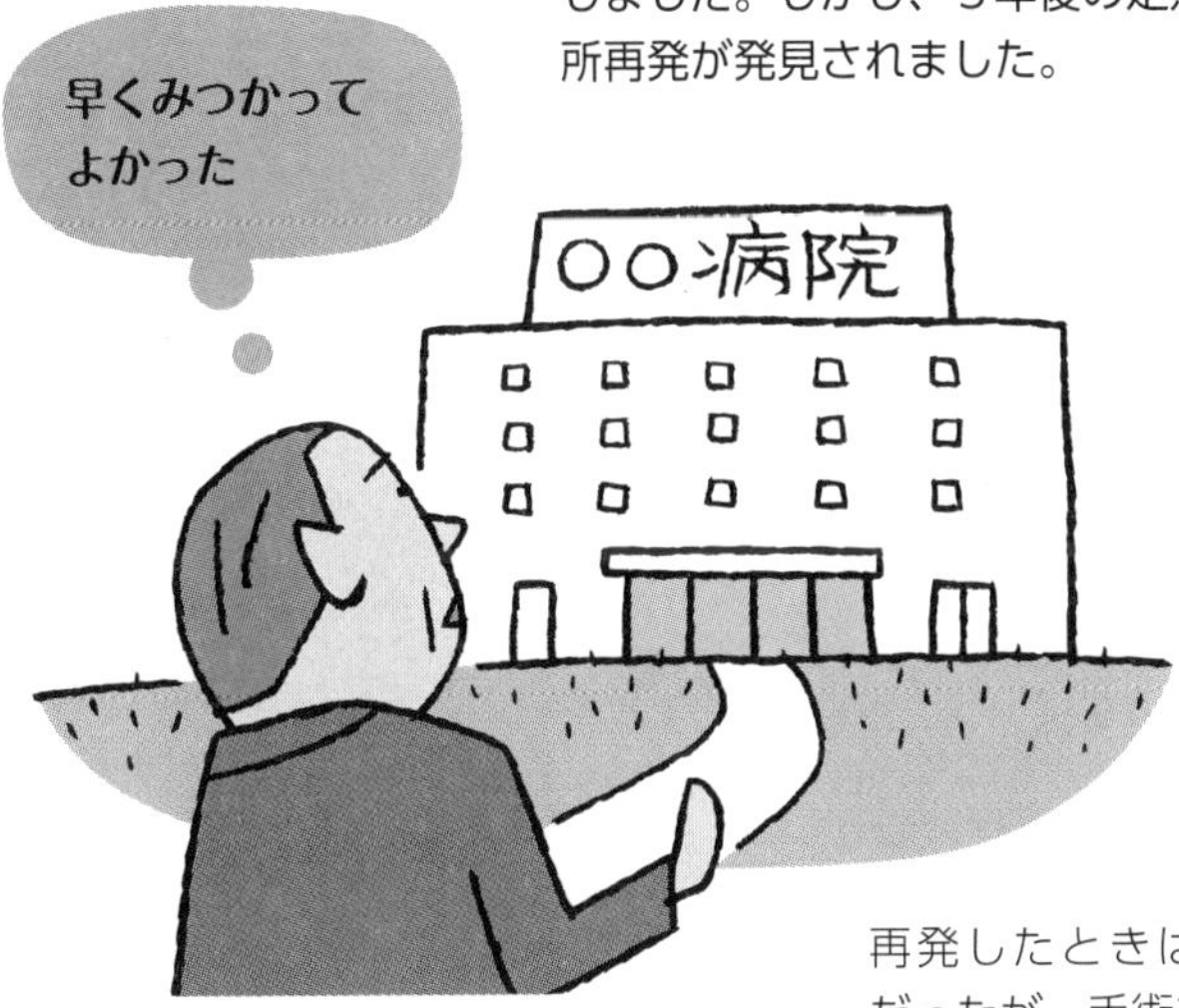

再発したときはショックだったが、手術でとりきれるといわれ安心した

たとえ再発しても、早期に発見できれば十分に治療可能。Aさんも家族も安心した

4

直腸がんは、結腸がんよりも局所再発が多いことがわかっています。Aさんのケースも残った大腸での局所再発で、がんが1ヵ所で小さかったため手術でとりきれる可能性が高いと説明されました。

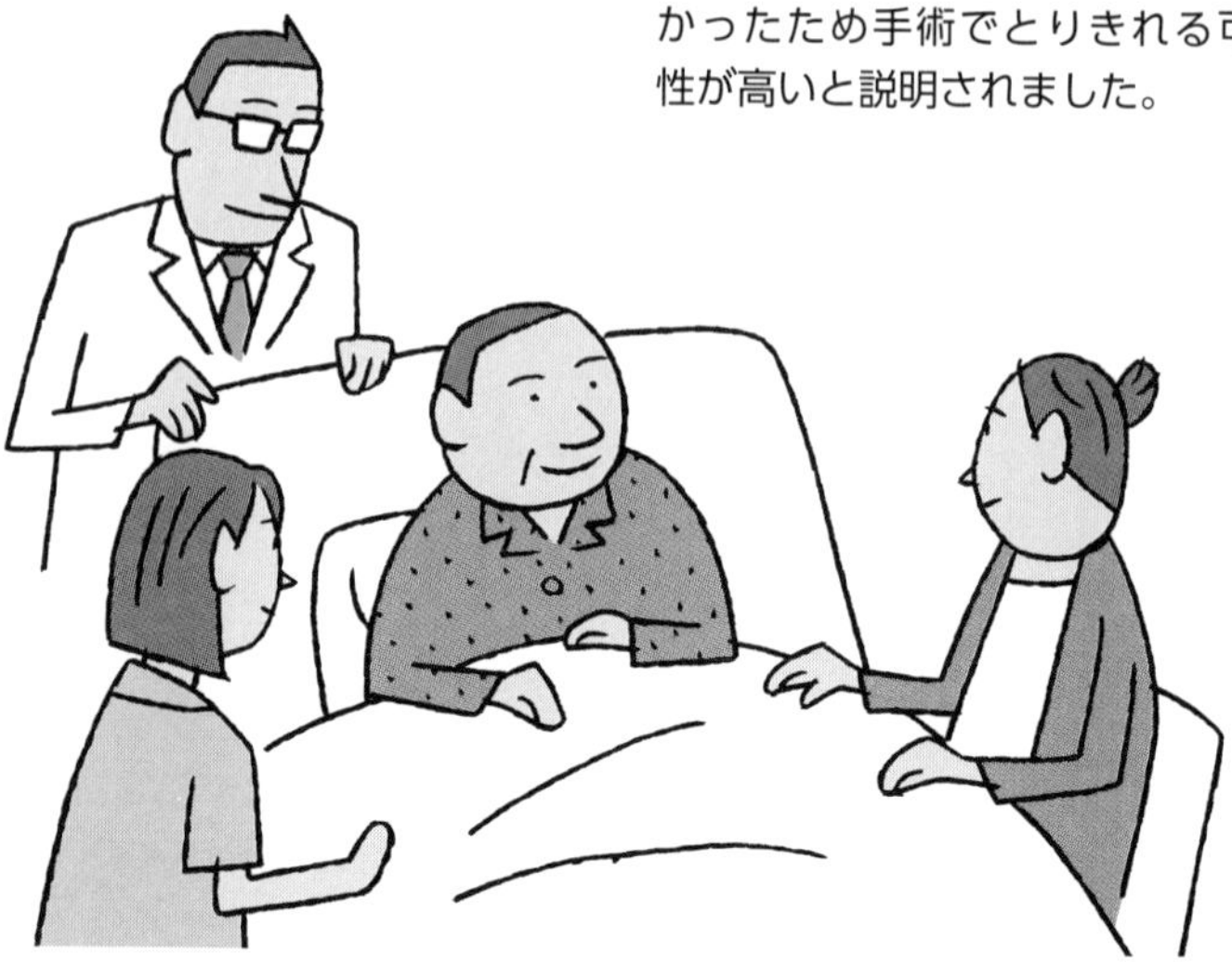

5

Aさんは再び切除手術を受けることを決断しました。無事に手術がすみ、がんをとりきることができて安心しました。再発があっても手術を受けて、その後、元気に暮らしている人はたくさんいます。

POINT

再発した場合も、がんが1ヵ所なのか遠隔に転移しているのか、またその進行度に応じて治療法を選択します。がんが局所にとどまっていれば、手術できることもあります。

❻

退院する前に、主治医からは、もし異常があったら次の定期検診を待たずに受診するようにいわれました。Aさんも経過を観察する大切さを実感し、今後も定期検診を欠かさず受けようと決めています。

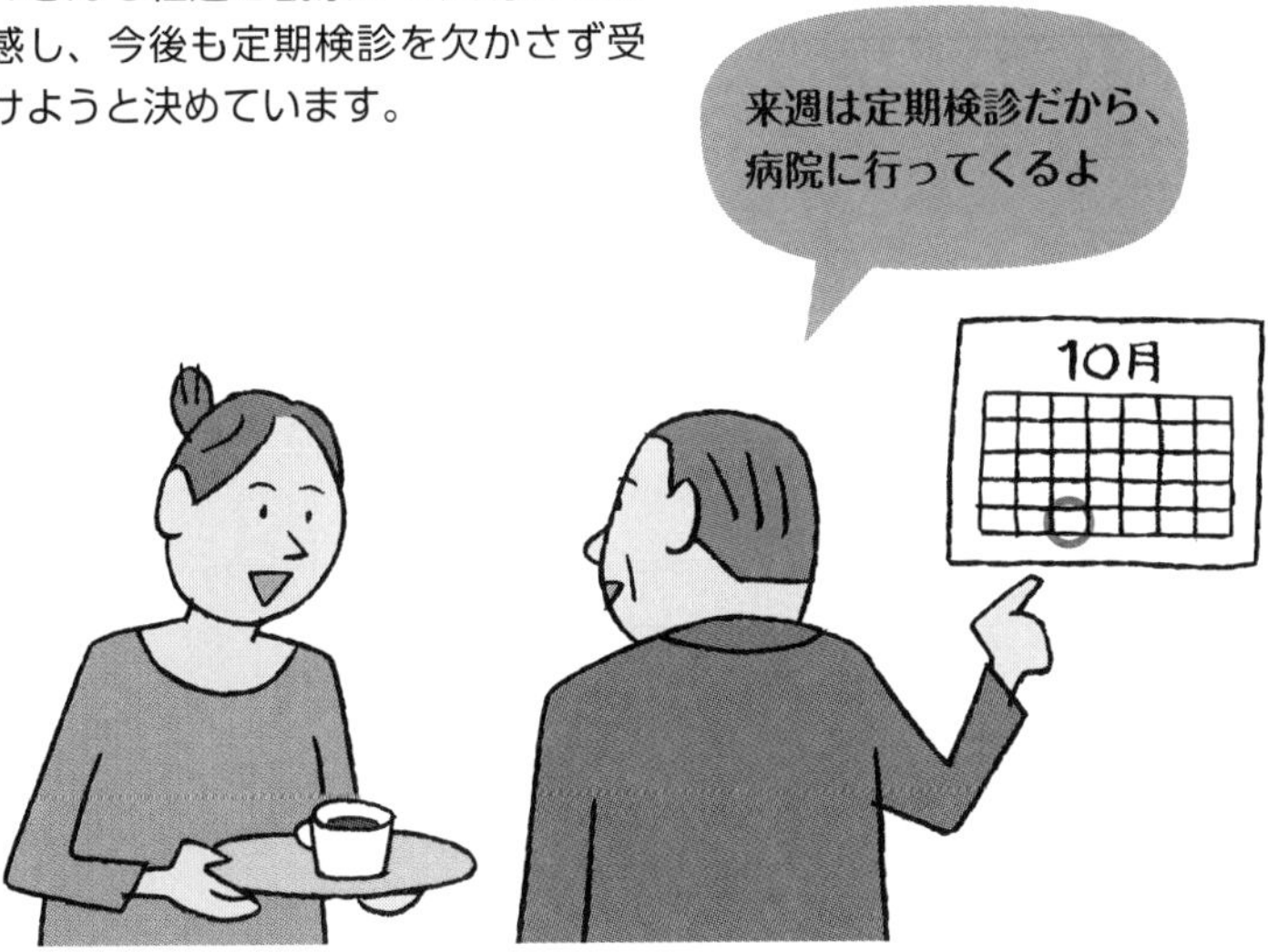
来週は定期検診だから、病院に行ってくるよ
10月

再発の治療後も、退院したらまた定期検診が必要

医師からひとこと

大腸がんはほかのがんに比べて再発は少ないとされていますが、進行度によって油断は禁物。医師から定期検診の指示があったら、必ず受け続けることが早期発見につながります。

参考文献

『生活実用シリーズ NHK ここが聞きたい！名医にQ　大腸がん』（NHK 出版）

大腸癌研究会編『大腸癌治療ガイドライン 医師用 2022 年版』『患者さんのための大腸癌治療ガイドライン 2022 年版』（金原出版）

高橋慶一著『大腸がん手術後の生活読本』（主婦と生活社）

高橋慶一著『大腸がんを治す本』（法研）

藤田伸著 / 島田安博監修『国立がん研究センターのがんの本　大腸がん　治療・検査・療養』（小学館クリエイティブ）

山口茂樹 / 田中信治 / 藤城光弘 / 金光幸秀 / 福長洋介 / 黒柳洋弥 / 絹笠祐介 / 赤木由人 / 渡邉聡明 / 吉野孝之著『ベスト×ベストシリーズ 名医が語る最新・最良の治療　大腸がん』（法研）

- 編集協力　オフィス 201　重信真奈美
- カバーデザイン　村沢尚美（NAOMI DESIGN AGENCY）
- カバーイラスト　伊藤ハムスター
- 本文デザイン　南雲デザイン
- 本文イラスト　渡部淳士　千田和幸

※本書は、2014年に小社より刊行された、健康ライブラリー イラスト版『大腸がん　治療法と手術後の生活がわかる本』に加筆・再編集したものです。

監修者プロフィール

高橋　慶一（たかはし・けいいち）

1957年生まれ。東京都立大久保病院副院長。84年、山形大学医学部を卒業し、都立駒込病院（現、がん・感染症センター都立駒込病院）へ。同病院外科医長、大腸外科主任、外科部長を経て現職。専門は外科、とくに大腸がんの診断・治療。主な著書に『大腸がんを治す本』（法研）、『大腸がん手術後の生活読本』（主婦と生活社）などがある。

健康ライブラリー

名医《めいい》が答《こた》える！　大腸《だいちょう》がん　治療大全《ちりょうたいぜん》

2023年1月17日 第1刷発行

監　修　高橋慶一（たかはし・けいいち）
発行者　鈴木章一
発行所　株式会社講談社
〒112-8001　東京都文京区音羽二丁目12-21
電話　編集　03-5395-3560
販売　03-5395-4415
業務　03-5395-3615

KODANSHA

印刷所　株式会社KPSプロダクツ
製本所　株式会社国宝社

ISBN978-4-06-530386-3
N.D.C.494 158p 19cm

【講談社　健康ライブラリー】

名医が答える！ 帯状疱疹 治療大全

本田まりこ　監修
まりこの皮フ科院長

突然顔や体に発疹が出て、痛くてたまらない帯状疱疹。発疹は消えたのに痛みが続くことも。痛みの原因と対策は。名医が疑問に答える決定版！

ISBN978-4-06-527325-8

名医が答える！ うつ病 治療大全

野村総一郎　監修
日本うつ病センター
副理事長

職場復帰できる？ 家族ができることは？ うつ病の本質や対策、薬物療法や認知行動療法などの治療法を徹底解説。名医が疑問に答える決定版！

ISBN978-4-06-527944-1

名医が答える！ 変形性股関節症 治療大全

平川和男　監修
湘南鎌倉人工関節センター
センター長

股関節は歩くために欠かせないものだから、治療方法は患者さんの意思で慎重に選ぶことが重要。薬、運動、体重管理、手術……。名医が徹底解説。

ISBN978-4-06-529573-1

名医が答える！ 狭心症・心筋梗塞 治療大全

三田村秀雄　監修
国家公務員共済組合連合会
立川病院顧問

ある日突然発作におそわれ、生命の危険に直面する心臓の病気。危険の兆候、病気の原因、応急処置から根本治療、再発予防まで。名医が徹底解説。

ISBN978-4-06-525711-1

名医が答える！ 脊柱管狭窄症 治療大全

黒澤　尚　監修
社会医療法人社団順江会
江東病院理事長

痛みやしびれで休み休みでないと歩けない……。症状がとれる治療体操を中心に、医師の選び方から、薬物療法、手術まで名医が疑問に答える決定版！

ISBN978-4-06-526977-0